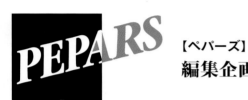

【ペパーズ】
編集企画にあたって…

　医学の進歩は日々新たな知見をもたらし，診療の在り方や患者への接し方に大きな変革をもたらしています．特に，がんの早期発見と早期治療の重要性が再認識される中で，疾患予防や管理に新たな可能性が広がりつつあります．また AI 技術の導入により診断精度が飛躍的に向上し，医療現場に革命的な変化をもたらしました．これにより医師の負担軽減や診療効率の向上が実現し，患者へより迅速かつ的確な対応が可能となりました．

　今回の特集『良性腫瘍マスターガイド―このホクロ大丈夫？―』では，形成外科医が日常診療で直面する良性皮膚腫瘍に焦点を当てています．良性腫瘍は悪性腫瘍に比べて軽視されがちですが，適切な診断や管理が行われない場合，予期せぬ悪性化のリスクを伴い，治療のタイミングを見誤れば患者の利益を損なうこともあります．本特集では，病変の特性を正しく理解し，診断から治療，さらに適切なフォローアップまでを包括的に解説します．具体的には，AI を活用した画像診断や，形成外科医がダーモスコピーを簡便かつ積極的に使用できる方法，さらに遺伝子検査を含むバイオマーカー研究の進展が，良性腫瘍の精確な評価と管理にどのように貢献するかを掘り下げます．さらに，日本の医療保険制度の視点から，これら技術革新を支える仕組みについても解説します．本特集に寄稿された「保険による皮膚良性腫瘍の切除について―保険算定のしくみと現状―」では，保険診療の制度的背景や算定基準，臨床現場での運用上の課題についても詳述しています．診療行為と美容目的の境界が曖昧になるケースも多い中，適切な保険適用の判断は，患者に質の高い医療を維持するための重要な課題となっています．

　また実際の症例を基にしたケーススタディも充実しており，「このホクロ，大丈夫？」という問いに対する悪性黒色腫との鑑別や，「このイボ見たらがんを疑え」というテーマで視診のポイントを詳述します．これら解析は，単なる理論に留まらず，実臨床で即座に役立つ知識を提供するものと考えています．「このホクロ大丈夫？」という疑問に医師がどのように応答し，患者の不安を軽減しつつ信頼を得るかについて，こうした心理的な側面にも配慮し，医師と患者の双方にとって満足度の高い診療を実現するためのヒントを盛り込みました．

　本特集が，形成外科医や皮膚科医にとって，良性皮膚腫瘍の適切な診断と管理に対する理解を一層深めるとともに，患者の健康と生活の質の向上に寄与する新たな治療戦略を構築する一助となることを願っています．

2024 年 12 月

桑原大彰

KEY WORDS INDEX

和 文

━ あ 行 ━

悪性黒色腫　22,38
異形脂肪性腫瘍　69
イボ　30
医療費　80
ABCDE 基準　22

━ か 行 ━

外保連試案　80
カサバッハ・メリット現象　46
カポジ肉腫様血管内皮腫　46
汗孔腫　30
がん予防　88
基底細胞癌　8,30
キュレッテージ　38
高分化型脂肪肉腫　69

━ さ 行 ━

自家培養表皮　38
色素細胞母斑　8
色素性母斑　80
脂漏性角化症　8,30
人工知能　1
尋常性疣贅　30
診断支援　1
生検　69
前がん病変　88
先天性巨大色素性母斑　38
先天性血管腫　46
早期発見　88
側正中線切開　53

━ た 行 ━

ダーモスコピー　1,8
WHO 分類　22
中間型悪性腫瘍　69
治療戦略　88
手　53
デスモイド型線維腫症　69

━ な 行 ━

2段階法　22

日光角化症　30
乳児血管腫　46

━ は 行 ━

ハイブリッド型植皮　38
皮膚がん　1,88
皮膚切開線　53
皮膚良性腫瘍　80
Bruner 切開　53
保険診療　80

━ ま 行 ━

メラノーマ　1,8
メラノサイト系病変　22

━ や 行 ━

有棘細胞癌　30

━ ら 行 ━

隆起性皮膚線維肉腫　69
良性腫瘍　53
リンパ管奇形　46

欧 文

━ A・B ━

ABCDE criteria　22
AI　1
atypical lipomatous tumor　69
basal cell carcinoma　30
basal cell melanoma　8
benign skin tumor　80
benign tumor　53
biopsy　69
Bruner's incision　53

━ C・D ━

cancer precursor　88
cancer prevention　88
congenital hemangioma　46
cultured epidermal autograft　38
curettage　38
dermatofibrosarcoma protuberans
　　　69

dermoscopy　1,8
desmoid fibromatosis　69
diagnostic support　1

━ E・G・H ━

early detection　88
giant congenital melanocytic
　　nevus　38
hand　53
hybrid-type skin grafting　38

━ I・K ━

infantile hemangioma　46
intermediate malignant tumor　69
kaposiform hemangioendothelioma
　　　46
Kasabach-Merritt phenomenon　46

━ L・M ━

lymphatic malformation　46
malignant melanoma　8,22,38
medical fee　80
melanocytic lesion　22
melanocytic nevus　8,80
melanoma　1
midlateral line incision　53

━ P・S ━

poroma　30
public insurance　80
seborrheic keratosis　8,30
skin cancer　1,88
skin incision line　53
solar keratosis　30
squamous cell carcinoma　30

━ T・V・W ━

treatment strategies　88
2-step algorithm　22
verruca vulgaris　30
wart　30
well-differentiated liposarcoma
　　　69
WHO classification　22

WRITERS FILE

ライターズファイル（五十音順）

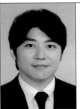

小野　真平
（おの　しんぺい）

2004年	日本医科大学卒業
2006年	同大学形成外科入局
2010年	同大学大学院入学
2010年	医学博士取得
2010年	米国ミシガン大学形成外科留学（Dr. Kevin C Chungに師事）
2012年	日本医科大学高度救命救急センター，助教
2013年	聖隷浜松病院手外科・マイクロサージャリーセンター
2015年	会津中央病院形成外科，部長
2015年	日本医科大学形成外科，講師
2017年	同，准教授

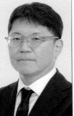

関堂　充
（せきどう　みつる）

1988年	北海道大学卒業 同大学形成外科入局
1996年	国立がんセンター東病院頭頸科
1998年	旭川厚生病院形成外科，医長
1999年	ケンタッキー大学形成外科留学
2003年	北海道大学病院形成外科，助手
2005年	同，講師
2008年	筑波大学臨床医学系形成外科，教授

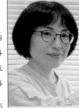

皆川　茜
（みながわ　あかね）

2001年	信州大学卒業 同大学皮膚科入局
2014年	同大学大学院修了
2017年	同大学医学部皮膚科，助教
2018年	Graz 医科大学，Guest scientist
2023年	信州大学医学部附属病院皮膚科，講師
2024年	同大学医学部皮膚科，特任准教授 東京女子医科大学附属足立医療センター皮膚科，非常勤講師

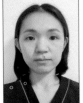

片岡　美紗
（かたおか　みさ）

2017年	三重大学卒業 伊勢赤十字病院，初期研修医
2019年	東京大学形成外科入局 獨協医科大学病院形成外科・美容外科
2021年	東京大学医学部附属病院形成外科・美容外科
2022年	国保旭中央病院形成外科
2023年	埼玉県立小児医療センター形成外科

高井　利浩
（たかい　としひろ）

1997年	神戸大学卒業 同大学医学部付属病院皮膚科，研修医
1998年	兵庫県立成人病センター皮膚科
2000年	西脇市立西脇病院皮膚科
2001年	神戸大学医学部付属病院皮膚科，医員
2002年	札幌皮膚病理研究所，研修医
2003年	高砂市民病院皮膚科，副医長
2005年	兵庫県立成人病センター皮膚科，医長 （2007年がんセンターに改称）
2017年	同，部長

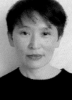

武藤　律子
（むとう　りつこ）

1995年	日本大学卒業 駿河台日本大学病院（現 日本大学病院），総合臨床研修医
1997年	日本大学皮膚科入局 駿河台日本大学病院皮膚科（1999年～助手）
2001年	虎の門病院皮膚科（国内留学）
2004年	駿河台日本大学病院皮膚科（2005年～2007年助手）
2008年	河北総合病院皮膚科
2014年	高島平中央総合病院皮膚科
2016年	ICDP-UEMS 認定国際皮膚病理専門医取得
2017年	諸母病院皮膚科
2022年	都立広尾病院皮膚科，非常勤
2024年	日本大学医学部附属板橋病院皮膚科，研究医員

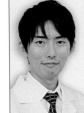

桑原　大彰
（くわはら　ひろあき）

2007年	東邦大学卒業
2009年	日本医科大学形成外科入局
2011年	同大学形成外科，助教
2014年	会津若松中央病院形成外科，部長
2016年	Finland, Helsinki University Hospital, Musculoskeltal and Plastic Surgery 留学
2017年	Taiwan, Chang Gung Memorial Hospital, Plastic and Reconstructive Surgery 留学
2019年	日本医科大学形成外科，講師
2020年	同大学武蔵小杉病院がんセンター，センター長
2023年	同大学形成外科，特任准教授

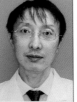

外川　八英
（とがわ　やえい）

1999年	東京慈恵会医科大学卒業
1999年	国保旭中央病院研修医（スーパーローテート）
2001年	千葉大学医学部附属病院皮膚科，医員
2003年	同大学医学部附属病院皮膚科，助手
2004年	同大学大学院医学研究院皮膚科学，助手
2007年	同大学大学院医学研究院皮膚科学，助教
2021年	同大学医学部附属病院皮膚科，講師

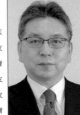

森本　尚樹
（もりもと　なおき）

1993年	京都大学卒業 神戸市立中央市民病院，研修医
1994年	島根県立中央病院形成外科，医員
1998年	京都大学医学部附属病院形成外科，医員
2000年	神戸市立中央市民病院形成外科，副医長
2003年	京都大学大学院研究院形成外科
2004年	同，助教
2011年	同，講師
2012年	関西医科大学形成外科学講座，講師
2016年	同，准教授
2019年	京都大学大学院医学研究科形成外科学，教授

小林　英介
（こばやし　えいすけ）

2001年	慶應義塾大学卒業 同大学病院整形外科
2002年	済生会神奈川県病院整形外科
2003年	独立行政法人国立病院機構国立医療センター整形外科
2004年	国立太田病院整形外科
2005年	国立がん研究センター中央病院整形外科
2008年	同センター研究所化学療法部
2010年	ハーバード大学マサチューセッツ総合病院整形外科，リサーチフェロー
2011年	慶應義塾大学大学院医学博士課程卒業
2012年	国立がん研究センター中央病院骨軟部腫瘍科，医員
2018年	慈恵会医科大学整形外科，非常勤講師（現職） 国立がん研究センター中央病院骨軟部腫瘍科　医長（現職）
2023年	慶應義塾大学，客員講師（現職）

CONTENTS

良性腫瘍マスターガイド
―このホクロ大丈夫？―

編集／日本医科大学 特任准教授　桑原大彰

人工知能と皮膚腫瘍診療の革新 ……………………………………… 皆川　茜ほか　**1**

近年，皮膚がんは増加傾向にある．皮膚がんの早期発見とともに，皮膚腫瘍診療プロセスの効率化を両立する必要がある．AIを活用した画像診断支援システムのニーズが高まっている．

形成外科医のためのダーモスコピー …………………………………… 外川　八英　**8**

日常診療において，ホクロとメラノーマの鑑別は重要な課題であり，その他基底細胞癌，脂漏性角化症を含め，肉眼による視診を補完するダーモスコピーの基本的な知識について解説を行う．

このホクロ，大丈夫？ ………………………………………………… 武藤　律子　**22**

「そのホクロ大丈夫ですか？」に対する筆者なりの最適解を導き出すための悪性黒色腫を第1の鑑別とした診断過程とWHO第4版から提唱されたメラノサイト病変の分類について述べる．

このイボ，大丈夫？ …………………………………………………… 高井　利浩　**30**

イボと称される皮膚病変では，尋常性疣贅，脂漏性角化症，粉瘤，色素細胞母斑，汗孔腫などがある．これらの腫瘍や鑑別を要する悪性病変の肉眼診断のポイントを解説する．

先天性巨大色素性母斑―治療戦略― …………………………………… 森本　尚樹　**38**

先天性巨大色素性母斑治療は長期間にわたる治療となる．このため，手術治療，自家培養表皮などの再生医療，各種レーザーなどを有効に組み合わせて治療を行う必要がある．

◆編集顧問／栗原邦弘　百束比古　光嶋　勲
◆編集主幹／上田晃一　大慈弥裕之　小川　令

【ペパーズ】
PEPARS No.217/2025.1◆目次

もう迷わない血管腫，リンパ管腫 ···片岡　美紗ほか　**46**
　　　乳児血管腫，先天性血管腫，カポジ肉腫様血管内皮腫，リンパ管腫について，そ
　　　れぞれの特徴や診断，評価，治療，実臨床での要点をまとめた．

手の良性腫瘍―診断から切り方・とり方まで― ·····································小野　真平　**53**
　　　手の良性腫瘍治療の3ステップ（皮膚切開，腫瘍摘出，閉創）で，解剖理解と根拠
　　　に基づく技術選択が治療成績を左右し，術後の異常瘢痕や拘縮リスクの低減に寄
　　　与する．

中間型悪性腫瘍のアップデート ···小林　英介　**69**
　　　中間型悪性腫瘍の特性や種類を知ること，中間型悪性腫瘍の診断や生検方法，治
　　　療方針について近年アップデートされている事項や注意を払うべき点を理解す
　　　ること．

保険による皮膚良性腫瘍の切除について―保険算定のしくみと現状― ·········関堂　　充　**80**
　　　形成外科分野で最も多い皮膚良性腫瘍摘出において保険のしくみや保険診療で
　　　行うために注意すべきことなどについて記載した．

がんを追い越す：がん予防の革新 ···桑原　大彰　**88**
　　　がん化リスクのある皮膚病変に焦点を当てたセクション．早期介入と進化する治
　　　療技術が予防と治療成績の向上の鍵となる．

ライターズファイル·····························前付 3
Key words index ······························前付 2
PEPARS　バックナンバー一覧·····················97
掲載広告一覧···································98
PEPARS　次号予告·····························98

「PEPARS®」とは Perspective Essential Plastic
Aesthetic Reconstructive Surgery の頭文字よ
り構成される造語．

前付 5

こどもの足を知る・診る・守る！

編集 田中 康仁 奈良県立医科大学整形外科 教授
高山 かおる 埼玉県済生会川口総合病院皮膚科 主任部長

2024年12月発行
200頁
定価5,720円
（本体5,200円＋税）

詳細はこちら！

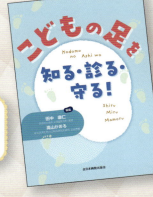
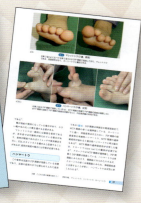

こどもの足部障害の診断・治療のみならず、将来を見据えた予防の観点から、靴がこどもの足に及ぼす影響や正しい靴の履き方、有効な運動指導など、多角的な視点で網羅しました！

整形外科医、皮膚科医、学校医、小児科医、内科医、教育関係者などの方々に、役立つ1冊！

CONTENTS

Ⅰ章 まず、こどもの足の成長を知ろう！
- こどもの足の成長
- 成長に伴うこどもの足のアーチ形成
- こどものロコモ

【Column】
- こどもの足は未完成 こども靴はこんなに怖い

Ⅱ章 こどもの足の疾患を知ろう！
＜整形外科・スポーツ領域＞
- 扁平足
- 外反母趾
- 内反小趾、マレットトウ、ハンマートウ、カーリートウ
- 浮きゆび
- ねんざ・ねんざ後遺症
- 外脛骨障害
- 過剰骨・種子骨の障害
- 疲労骨折
- 骨端症
- 足根骨癒合症

【Column】
- スポーツと無月経
- こどもの頃の骨貯金

＜皮膚科領域＞
- たこ・うおのめ
- いぼ
- 陥入爪・巻き爪
- 足のにおい（多汗・むれ）
- 異汗性湿疹
- 白癬
- 凍瘡（しもやけ）
- トラブルを防ぐ足のケア

【Column】
- 健康診断に足測定を入れよう！

Ⅲ章 こどもの靴を考えよう！
- 靴の基本とこども靴の正しい選び方・履き方
- こどもの上靴
- 制靴によって起こる足の障害
- こどものスポーツシューズ
- 靴下はどう選ぶ？

【Column】
- こどもの扁平足にインソールって必要！?
- 足と汗
- 学校生活一足制のススメ
- 裸足教育、草履教育
- 国会会議録からみたこどもの足の発育と靴に対する政府の考え方

Ⅳ章 こどもの足変形を予防しよう！
- こどもに必要な運動連鎖
- こどもの立ち姿勢・座り姿勢
- 運動のススメ
- こどものロコモ対策―なぜこどもの頃からロコモ予防が必要か―

全日本病院出版会
〒113-0033 東京都文京区本郷3-16-4　Tel：03-5689-5989
www.zenniti.com　　　　　　　　　　　Fax：03-5689-8030

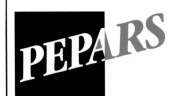

◆特集/良性腫瘍マスターガイド―このホクロ大丈夫?―
人工知能と皮膚腫瘍診療の革新

皆川　茜[*1]　奥山隆平[*2]

Key Words：人工知能(AI)，診断支援(diagnostic support)，ダーモスコピー(dermoscopy)，皮膚がん(skin cancer)，メラノーマ(melanoma)

Abstract　人工知能(AI)は日常生活に深く浸透している．医療分野でも AI の導入が進んでおり，特に，医療画像を用いた診断支援において，重要な役割を果たしている．皮膚腫瘍の診断では，通常，肉眼による視診やダーモスコピー検査に引き続いて，必要があれば病理検査で診断を確定する．しかし，視診やダーモスコピー検査の精度は個々の医師の力量に左右される面が大きく，病理検査のために行う皮膚生検には侵襲性とコストの問題がある．AI は肉眼による視診やダーモスコピー検査の診断プロセスを客観的に支援し，皮膚がんの早期発見とともに，不要な病理検査の削減に貢献することが期待される．欧米では AI による診断支援システムがすでに医療機器として流通しており，日本でも将来的な導入が期待される．AI の活用により，皮膚腫瘍診療の効率化，さらには皮膚がんの予後改善も見込まれる．

はじめに

人工知能(artificial intelligence；AI)が何であるかを知らなくとも，AI を用いた技術はすでに我々の日常生活の隅々に浸透しつつある．オンラインショッピングでは，商品をワンクリックするごとに別のおすすめ商品の提案もさりげなくなされる．また，自動車運転では，危険予測や速度管理を適切にアシストしてくれる．いずれも，我々人間の置かれた状況を瞬時に AI が解析し，過去の膨大なデータに照らし合わせた結果，AI が考える次にとるべき最善策が提示される仕組みである．しかしこのような影武者的 AI は，ややもすると我々にその存在すら自覚させることがなかった．

そんな中，AI の実力を世に知らしめる象徴的な出来事の1つとして，2022年の会話型 AI：ChatGPT(Open AI 社)の登場は，我々の記憶に新しいところである．まるで有能な秘書と会話しているかのような，流暢な言語と豊富な知識，そして礼儀正しさ．その完成度の高さは，AI による近未来をぼんやりと思い描いていた全世界市民に，大いなる驚きと衝撃を与えたことだろう．AI 社会は決してもう，おとぎ話などではない．近い将来，確実に訪れる現実社会なのだと，ChatGPT に触れたことがある人なら誰もが強く確信させられたはずである．

そしてこの来るべき AI 社会は，医療分野においても例外ではない．様々な AI 技術が，実際の医療現場に導入され始めている．とりわけ，デジタル画像データを用いた画像解析は，AI が最も得

[*1] Akane MINAGAWA，〒390-8621　松本市旭3-1-1　信州大学皮膚科，特任准教授/東京女子医科大学附属足立医療センター皮膚科，非常勤講師
[*2] Ryuhei OKUYAMA，信州大学皮膚科，教授

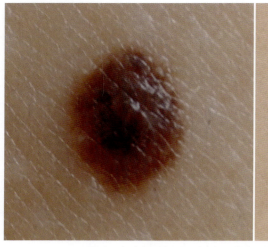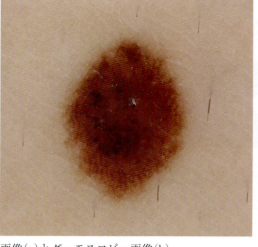

図 1. 色素細胞母斑の通常の臨床画像(a)とダーモスコピー画像(b)
a:わずかに隆起する黒褐色の結節である.
b:隆起などの立体構造はやや不明瞭になるが,病変内部の色調の差異が明瞭に認識される.網目様構造である色素ネットワークの所見も確認できる.

意とする領域の1つである.すでに医療画像の診断補助を担うAIを利用した様々なハードおよびソフトウェアが登場しており,なかには医療機器/プログラムとして承認されたものもある.医療現場では患者の病状を把握するために,実に様々な種類のAIを利用した画像検査が開発され,そしてブラッシュアップされてきている.そして,医療をより高度で安全なものとするためには,今後もAIを利用した画像検査はますます高精度化し,実臨床においてさらに多くの件数が実施されることになるだろう.

本稿では,AI黎明期×医療画像の時代において,皮膚腫瘍にフォーカスをあてながら,AIに期待される役割について,私見を交えながら述べる.

診療現場での皮膚腫瘍の診断プロセス

AIが皮膚腫瘍診療において期待される役割を考察することに先立って,現状の実臨床において,そもそも皮膚腫瘍がどのようなプロセスを経て診断されているのか,その概要を整理しておく.

1.肉眼による視診

皮膚腫瘍,あるいはその可能性がある病変を診断しようとする際にまず行われるのは,肉眼による視診である.皮膚腫瘍の診療にあたる医師は,病変の色,形,そして立体構造を肉眼で観察し,鑑別疾患を絞り込んでいく.場合によっては触診も行い,病変の硬さや可動性,表面の性状を確認する.

2.ダーモスコピー検査

肉眼での診断を補強する,あるいは臨床診断の次なるステップとして,今日ではダーモスコピー検査が頻用されている.ダーモスコピー検査とは,ダーモスコープという一種の拡大鏡を用いて,皮膚表面からの乱反射を偏光などの技術によって軽減した上で,皮膚病変を10倍程度に拡大して観察する検査である.ダーモスコピー検査では,肉眼では捉えられない病変内部の微細構造や色の違いなどの観察が可能になる(図1).肉眼による視診からの情報とは比較にならない量の情報が,ダーモスコピー検査によってもたらされる.特にメラノーマを含む色素性皮膚腫瘍の鑑別には非常に有用であり,現在の皮膚腫瘍診療においては,必須の検査となっている.ある程度ダーモスコピーに精通した者が,肉眼による視診にダーモスコピー検査を併用すると,肉眼による視診のみと比較して,診断精度が向上することも示されて

表 1. ダーモスコピー検査が算定可能な疾患

- 悪性黒色腫
- 基底細胞癌
- ボーエン病
- 色素性母斑
- 老人性色素斑
- 脂漏性角化症
- エクリン汗孔腫
- 血管腫などの色素性皮膚病変
- 円形脱毛症
- 日光角化症

*診断または経過観察の目的で行った場合に，検査の回数または部位数にかかわらず 4 月に 1 回に限り算定可能

いる[1)2)]．本邦においては，表 1 に示す疾患を鑑別する目的で試行するダーモスコピー検査については，保険請求が可能である．また，後述する病理検査に比べて，侵襲性がほとんどないことも，ダーモスコピー検査の利点である．

3．そのほかの画像検査

場合によっては，病変の大きさや性状，血流，周辺組織との関係性などを精査する目的で，超音波検査や CT 検査などの画像検査を追加して行うこともある．

4．病理検査

上記の検査などで悪性腫瘍が疑われる，あるいは良性腫瘍と断定できない場合には，病理診断を行うことが一般的である．病変の一部または全体を切除した検体を用いて，H&E 染色標本と，必要に応じてそのほかの染色標本も作製し，病理組織学的に検討する．なお，一部の腫瘍では遺伝子診断が併用されることもあるが，依然として病理診断が皮膚腫瘍診断の Gold standard であることには変わりがない．病理検査が実施されたほとんどの症例においては，病理診断が最終診断となる．だたし，病理検査の実施においては，局所麻酔や病変を含む皮膚の切除などが必要になるため，侵襲性が高い検査になる．

皮膚腫瘍のバリエーション

一口に皮膚腫瘍と言っても，その内容は多岐に渡る．皮膚腫瘍はなぜこんなにもいろいろあるのか，主な要因と思われるものについて，列挙して考察する．

1．疾患の多様性

皮膚は，表皮・真皮・皮下組織の 3 層からなり，それぞれの層は組成が全く異なっている．さらに，皮膚には血管や神経，筋などの器官に加え，毛や汗腺などの付属器も豊富に存在する．そのため，肝臓における肝細胞のような，いわゆる「皮膚細胞」というものは皮膚には存在しない．その代わりに，様々な器官を構成する高度に分化した細胞の集合から皮膚は成っており，したがって皮膚には，皮膚を構成する細胞の種類だけ腫瘍が生じるとも言える．代表的な皮膚腫瘍だけでも，成書には 100 以上の疾患が記載されている．皮膚以外の臓器に生じる腫瘍と比較すると，疾患数の多さは圧倒的である．これだけの疾患について網羅的な知識を得て，また臨床的にも経験を積むというのは並大抵ではない．

2．臨床像の多様性

代表的な皮膚良性腫瘍の 1 つである，脂漏性角化症を例に挙げてみよう．色素斑，またわずかに

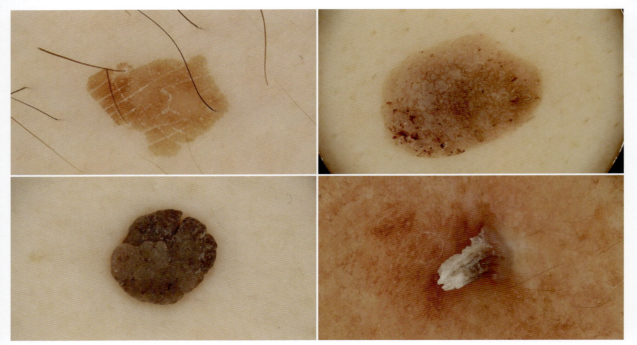

図 2. 脂漏性角化症のダーモスコピー画像
a：淡褐色の色素斑．境界の辺縁が非常に明瞭である．色素ネットワークはない．
b：淡褐色の結節．病変の表面は規則的な乳頭腫状を呈し，その凹み（面皰様開大）には茶色の角化物が充満している．
c：灰黒色の結節．病変の表面は軽度に角化しており，大きな凹凸（脳回転様外観）を示す．
d：皮角状の結節．病変の表面が高度に角化し，三角錐または角状を呈する．

a	b
c	d

隆起する局面，疣（イボ）や結節など，脂漏性角化症は様々な臨床形態をとり得る．また，ほとんど色素を持たない皮膚色の脂漏性角化症がある一方で，褐色や黒色などの強い色素沈着を伴うものまで，症例によって病変の色も大きく異なる．さらに角化の程度やびらん潰瘍の有無など，病変の表面の性状も様々である（図2）．このように，皮膚腫瘍においては，同一疾患であっても，対応する臨床像が1つに限らないことがしばしばある．

3．色の多様性

皮膚腫瘍の中には，皮膚色以外のいろいろな色調が病変内に現れることがある．色のもととなる代表的な物質は，メラニン，ヘモジデリン，生体内の代謝物，金属や異物などである．また同一の物質であっても，病変内での局在により，皮膚表面からの観察において，色の鮮やかさ（彩度）が異なって見える．例えばメラニンは，皮膚の表面近くにあると本来の色調である黒色や茶色に見えるが，皮膚深部に存在すると，彩度が低下して青色や灰色を呈する．このような色の差異は，皮膚腫瘍の臨床診断を行う際の重要な所見の1つになる．一方で，色の判定は主観的判断によるところが大きく，明確な基準を設けて判断することが非常に難しいという側面もある．

皮膚腫瘍診療の課題

バリエーションに富む皮膚腫瘍の診療は，専門家以外にとってはなかなかハードルが高いと感じられるのではないだろうか．そこには，皮膚腫瘍診療が抱える特有の課題もあると思われるので，筆者らなりの考えを述べる．

1. 専門家以外に対する診療の要請

例えば大腸ポリープを発見するためには，内視鏡検査が必須である．そして内視鏡の操作には相応の知識とスキルが求められるため，大腸ポリープの第一発見者は，必然的に消化管病変に精通した医師に限定される．大腸ポリープの病変が発見されるためには，内視鏡検査というハードルを越えなくてはならないが，ひとたび大腸ポリープが発見された後のトリアージは，消化管病変に精通した医師によって適切にマネジメントされるとも言える．

一方，皮膚腫瘍の多くは体表に病変が露出しているため，病変を認識すること自体には特殊な技術を要しない．患者自身が病変の第一発見者であることも多い．患者は皮膚科を受診すべきかと逡巡しつつ，何かのついでにかかりつけ医に気軽に相談してみるということは，しばしば起こり得る．臨床医の方であれば，受け持ち患者から皮膚疾患の相談を受けた経験は，一度ならずあるのではないだろうか．このように，皮膚腫瘍の場合は，病変の初期診療が必ずしも皮膚腫瘍に精通した医師によって行われるとは限らず，むしろそれ以外の場合の方が多いかもしれない．そのため，病変発見後のトリアージが，必ずしも専門家によってマネジメントされないのが現状である．

2. 皮膚がんの増加

皮膚がんの多くは慢性的な紫外線曝露が病因の1つであり，人口の高齢化に伴って皮膚がん患者数が増加するのは必然である．事実，本邦を含む世界共通のトレンドとして，皮膚がんの患者数は増加傾向である．2019年時点における，本邦の皮膚がんの罹患率は人口10万人あたり20例とされており，症例数は1990年代には5,000〜7,000症例で推移していたのが，2010年代には15,000〜20,000症例と，約3倍に増加している[3]．また，いわゆるシミ，イボ，ほくろなどの皮膚良性腫瘍も，中高年に多く発生する傾向がある．これらの皮膚良性腫瘍と皮膚がんの鑑別および適切な治療を求めて，高齢化社会においては皮膚腫瘍診療の

ニーズはおのずと高まることになる．このような状況において，疑わしき病変にはすべて病理検査を実施するのが，最も安全な診療態度と言うべきかもしれない．しかし，紫外線によるダメージの強い高齢者の顔面には，無数のシミ，イボ，ほくろなどが生じることからもわかる通り，疑わしき病変すべてに病理検査を行うことは，患者に対する侵襲性の高さからも，また医療経済的な視点からも，現実的ではない．そこで，診断のために病理検査が必要な病変を適切かつ効率よくピックアップする目的で，肉眼による視診に続いて，現行の皮膚腫瘍診療においては，ダーモスコピー検査が活用されている．

3. 望まれる客観的指標

肉眼による視診およびダーモスコピー検査では，主に病変の色や形に着目して評価を行う．しかし，色や形は数値化することが非常に困難なパラメータであり，これらの評価には検者の経験などに基づいた主観的判断が求められる．このような判断は，皮膚腫瘍診療の専門家以外にとっては，きわめて難易度が高い．そこで，医師の経験値に依存することなく評価が可能な客観的指標が，皮膚腫瘍診療の現場には求められている．そして，その一翼を担う有力候補がAIによる診断支援である．

皮膚腫瘍診療とAI

皮膚腫瘍の診断にはある程度の専門性が求められる一方で，実臨床においては専門家以外でも遭遇する頻度が高い疾患である．皮膚腫瘍診療を取り巻くこのような現状において，AIに期待される役割を考えてみる．

1. AIに求められる役割と課題解決の方向性

皮膚腫瘍診療において，AIに期待される役割の1つは，これまで医師の経験に基づいて行われてきた，肉眼による視診およびダーモスコピー検査での主観的判断に客観的指標を加え，医師の行う診断を支援することである(図3)．例えば，病変を撮影したデジタル画像を，PCやクラウド上に

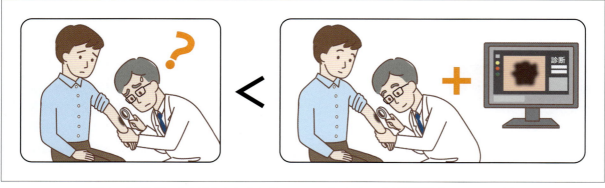

図 3. AI サポートを組み合わせたダーモスコピーによる皮膚腫瘍診療・シェーマ図

アップロードすると，画像を解析して AI が何らかの指標を提示するといったことが可能になれば有益であろう．医師は，自分の判断に AI が提示する指標を加味して，より総合的な診断を下せるであろう．

このような AI の導入により期待される効果は，皮膚腫瘍診療のレベルの底上げである．前述の通り，シミ，イボ，ほくろなどを含む皮膚腫瘍は非常にありふれた疾患であること，病変を認識すること自体は容易であるため受診動機になりやすいこと，一方でその初期診療を担うのは皮膚腫瘍を専門とする医師に限定されないこと，などの理由から，いまだもって多くの皮膚腫瘍が適切にトリアージされていない状況である．特に，皮膚腫瘍の専門家以外にとっては，客観的な指標が存在しない現状において，皮膚腫瘍の臨床診断はハードルが高いと思われる．AI のサポート効果は，特に非専門家に対してより強力に発揮されるであろう[4]．なお，適切なトリアージとは，皮膚がんを見逃すことなく，かつ良性腫瘍に対する診断のための病理検査を最小限に抑制することである．

他臓器のがんと同様，皮膚がんも早期の段階で適切に治療されれば，予後は良好である．しかし進行期になると，病変の広範囲な切除に加え，リンパ節郭清術や放射線照射，全身薬物療法を要することもしばしばである．皮膚がんの早期発見は，患者の予後改善，また医療経済の視点においても，皮膚腫瘍診療における重要な課題である．AI によって，皮膚腫瘍診療のレベルの底上げが図られれば，課題解決に向けた大きな前進が見込まれる．

加えて，AI の導入により，良性腫瘍に対する診断のための病理検査を抑制できる効果も期待される．前述の通り，皮膚腫瘍における Gold standard は病理診断である．肉眼による視診およびダーモスコピー検査などの臨床所見で良性腫瘍と確信できない場合，病理検査を行うことは最も安全な選択肢である．だが，典型的な臨床所見を示す多くの皮膚腫瘍は，病理検査を行わなくとも，臨床的に診断を確定することが可能である．視診やダーモスコピー検査の臨床画像を用いた AI が充実すれば，皮膚腫瘍診療のレベルが底上げされ病理検査を最小限に減らすことが可能になると思われる．

また，皮膚腫瘍診療に AI が導入されることで，皮膚腫瘍画像の大規模なアーカイブが副次的に形成される．これらの画像アーカイブを用いて，AI をさらにブラッシュアップしていくことはもちろんのこと，医師や学生らに対する学習コンテンツとして活用することも期待できる．

2．海外と国内の動向

欧米ではすでに，ダーモスコピー画像を対象とした AI による診断支援システムの開発が進んでいる．Moleanalyzer pro®（FotoFinder 社），MelaFind®（Melasciences 社），Verisante Aura™（Verisante Technology 社），DermEngine®（MetaOptima 社）などが代表機器/プログラムであり，欧米のマーケットでは，すでに医療機器として流通している．白人では皮膚がんのひとつで

あるメラノーマの頻度が高いこともあり，これら
はメラノーマの発見を主要なミッションに据えて
いる．

肉眼による視診をサポートするものとしては，
DermaAI（IBM Watson Health 社）や DermAssist
（Google 社）がある．スマートフォン内蔵のデジタ
ルカメラで病変を撮影し，アプリケーション経由
でクラウド上に画像をアップロードして画像解析
を行う仕組みになっている．想定される主なユー
ザーターゲットは一般市民であり，そのためなの
か，今のところ医療機器の承認は得ていない模様
である．大手 IT 企業が開発を手掛けていること
からも，皮膚腫瘍診療のマーケットの大きさが窺
える．なお現時点で，本邦で医療機器/プログラム
として使用可能な製品は，筆者らの知る限りでは
ない．

国内に目を向けると，臨床画像を用いたプログ
ラム開発の臨床研究がいくつかの施設から報告さ
れている[5)6)]．信州大学はカシオ計算機株式会社と
の共同研究において，ダーモスコピー画像を用い
た AI 自動診断支援プログラムを開発し，その性
能は皮膚科専門医と同等レベルに達していること
を報告した[7)]．また，プログラムを併用すること
で医師の診断性能が向上し，非皮膚科医でも皮膚
科専門医に近いレベルになり得ることがわかっ
た[4)]．

3．将来の展望

さらに視野を広げると，皮膚腫瘍の病理診断を
支援する AI も，将来の可能性の1つとして挙げ
られる．また，皮膚腫瘍の手術において，切除
マージンの設定や，切除部位の再建方法を提案す
る AI も，登場するかもしれない．

おわりに

医療現場には，これまでにもたくさんの新技術
が導入されてきた．AI もその1つとして，好意的
に捉える態度が基本的には望ましいと思われる．
その上で臨床医に求められるのは，日常診療の現
場に安全な形で AI を導入し，うまく活用してい
くことだと感じる．

参考文献

1) Kittler, H., et al.：Diagnostic accuracy of dermos-
copy. Lancet Oncol. **3**：159-165, 2002.
2) Carrera, C., et al.：Validity and reliability of der-
moscopic criteria used to differentiate nevi from
melanoma：a web-based International Dermos-
copy Society Study. JAMA Dermatol. **152**：798-
806, 2016.
3) 国立がん研究センターがん情報サービス.
https://ganjoho.jp
4) Minagawa, A., et al.：Difference in computer-
assistance effects on human doctor accuracy in
diagnosing acral and non-acral pigmented skin
tumors. J Dermatol. **51**：735-737, 2024.
5) Fujisawa, Y., et al.：Deep-learning-based, com-
puter-aided classifier developed with a small
dataset of clinical images surpasses board-certi-
fied dermatologists in skin tumour diagnosis. Br
J Dermatol. **180**(2)：373-381, 2019.
6) Jinnai, S., et al.：The Development of a Skin Can-
cer Classification System for Pigmented Skin
Lesions Using Deep Learning. Biomolecules. **10**
(8)：1123, 2020.
7) Minagawa, A., et al.：Dermoscopic diagnostic
performance of Japanese dermatologists for skin
tumors differs by patient origin：A deep learn-
ing convolutional neural network closes the gap.
J Dermatol. **48**(2)：232-236, 2021.

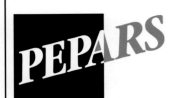

◆特集/良性腫瘍マスターガイド—このホクロ大丈夫?—
形成外科医のためのダーモスコピー

外川　八英*

Key Words：ダーモスコピー（dermoscopy），メラノーマ（malignant melanoma），色素細胞母斑（melanocytic nevus），基底細胞癌（basal cell melanoma），脂漏性角化症（seborrheic keratosis）

Abstract　ダーモスコピー（dermoscopy）は，皮膚の表面を約10倍に拡大し観察する診断技術である．適切な技術と知識を持って使用することで，早期の悪性黒色腫の発見に寄与し，患者の予後改善に繋がる．ハンディータイプのダーモスコープでも良・悪性を簡単にスクリーニングできるのが最大の強みであるが，撮影装置を用いて画像を撮影することで，画像の記録のみならず詳細な評価が可能になる．切除標本で皮膚腫瘍の病理診断が難しい場合，ダーモスコピー画像も参考に最終診断をすることがある．ダーモスコピーの評価でまず優先すべきはメラノーマの診断である．色素性病変を見た場合，まずメラノサイト病変の所見があるか否かを判断し，所見があれば構造所見の色形，その分布の対称性を評価しメラノーマを除外する．メラノサイト病変が否定的であれば次は基底細胞癌，続いて脂漏性角化症と頻度の高い重要疾患の所見の有無を確認していく．

はじめに

皮膚科医のみならず形成外科医においても，色素性病変の鑑別は極めて重要な診断プロセスである．特に，色素細胞母斑（ホクロ）と悪性黒色腫（メラノーマ）の鑑別は，患者の生命に直結する．ダーモスコピー（dermoscopy）は，皮膚の表面を約10倍に拡大し観察することで，目視では捉えきれない微細な構造や色調のパターンを評価する方法であり，これらの鑑別に非常に有用である．本稿では，色素細胞母斑と悪性黒色腫の鑑別を主体とした良性腫瘍と悪性腫瘍のダーモスコピーによる鑑別法の基本について解説を行う．

ダーモスコープの種類

ダーモスコープは偏光像と非偏光像の2種類を切り替えて観察できるものが一般的であり，前者は角層での光源の反射をカットし表皮深部〜真皮表層までの構造を，後者は表層の構造を明瞭に可視化する（図1，表1）．さらにレンズ面を病変に接触させて，ゼリーを使用して観察する接触型，ゼリーなしに少し離れた位置から観察可能な非接触型がある．画像の撮影は接触型にアタッチメントを用いてスマホやタブレット，デジタルカメラを接続し行う方法が主流だが，ピントが合いやすいカメラ一体型のダーモスコープも発売されている（図2）．ダーモスコピーを行い病変の鑑別を行う際は，ダーモスコープで病変を直接見るだけでなく，撮影し少し大きなモニターで画像を確認しながら所見を取ることが重要である．臨床写真に加えてダーモスコピー画像を撮影しておけば，その画像を根拠に追加切除の範囲を検討できるほか，

---

* Yaei TOGAWA, 〒260-8677　千葉市中央区亥鼻 1-8-1　千葉大学皮膚科，講師

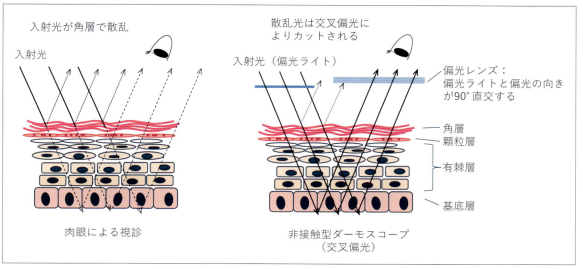

図 1. 非接触型ダーモスコープの原理
ダーモスコピーは角層からの散乱光を抑えて観察するのが特徴である．接触型ではレンズと病変との間隙をエコージェルで埋めて散乱光の発生をなくせるが，非接触型ではジェルの代わりに交叉偏光技術を用いて散乱光をカットしている．

表 1. ダーモスコピーの非偏光像と偏光像の見え方の違い

偏光像では，アーチファクトである光輝性白色線(shiny white lines)がしばしば見られる．一般にメラノーマ，基底細胞癌，皮膚線維腫，Spitz 母斑などで生じ，通常の色素細胞母斑では見られない．稗粒様嚢腫(milia-like cysts)や面皰様開孔(comedo-like openings)は偏光像よりも非偏光像で観察しやすい．なお，非偏光像と偏光像の両者を切り替えながら所見の変化を確認する方法を blink test(まばたき試験)と呼ぶ．

観察される色調と構造	非偏光像	偏光像
色調		
茶色・黒(メラニンによる)	＋	＋＋
赤・ピンク色	＋	＋＋＋
表皮肥厚に伴う青白色(例：blue-white veil)	＋＋＋	＋
自然消退に伴う青白色(例：regression structures)	＋＋＋	＋＋
構造		
青灰色小点(blue-gray dots)	＋＋＋	＋＋
光輝性白色線(shiny white lines)	－	＋＋＋
血管構造(vascular structures)	＋	＋＋＋
稗粒様嚢腫(milia-like cysts)	＋＋＋	＋/－

(文献 1 より引用)

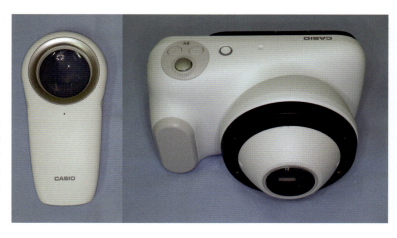

図 2.
ダーモスコープと撮影が可能なデジタルカメラ
筆者が開発に関わったダースコープ(DZ-D50)と臨床写真とダーモスコピーの撮影が 1 台で可能なダーモカメラ® DZ-D100(いずれもカシオ計算機)．ダーモカメラでの撮影は 1 シャッターで，偏光像，非偏光像，紫光(近紫外)像の 3 連写が可能である．

比喩的表記	記述的表記
1. pigment network（色素ネットワーク）*	lines, reticular
2. streaks（色素線条）	lines, radial (always at periphery)
3. aggregated globules（集簇性色素小球）	clods, brown, small, round or oval, aggregated
4. homogenous blue pigmentation（均一青色色素沈着）	structureless, blue
5. parallel pattern（平行パターン：四肢末端部）	lines, parallel
6. pseudonetwork（偽ネットワーク：顔面）	structureless, brown, interrupted by follicular openings
7. 例外：central scarlike area with delicate pigment network（繊細色素ネットワークを伴う中心瘢痕様領域：皮膚線維腫）	structureless zone, white, central and lines reticular, light brown

上記の所見のうち，1つ以上あればメラノサイト病変
*稀に日光黒子，脂漏性角化症，色素性日光角化症でも見られる．

1. pigment network（色素ネットワーク）
悪性黒色腫

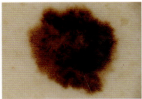

2. streaks（色素線条）
悪性黒色腫

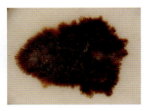

3. aggregated globules（集簇性色素小球）
Miescher型母斑

4. homogenous blue pigmentation（均一青色色素沈着）
青色母斑

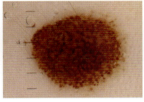

5. parallel pattern（平行パターン：四肢末端部）
末端黒子型メラノーマ

6. pseudonetwork（偽ネットワーク：顔面）
悪性黒子型メラノーマ

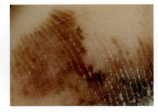

7. 例外：central scarlike area with delicate pigment network（繊細色素ネットワークを伴う中心瘢痕様領域）
皮膚線維腫

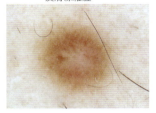

図 3．メラノサイト病変の判定
メラノサイト病変の所見として，色素ネットワーク，色素線条，集簇性色素小球，均一青色色素沈着，掌蹠・粘膜の平行パターン，顔面の偽ネットワークの6つのメラノサイト病変の所見が含まれる．集簇性色素小球は褐色の小球の集簇であり，基底細胞癌における多発青灰色小球とは区別される．

（文献2より引用/図は筆者作図）

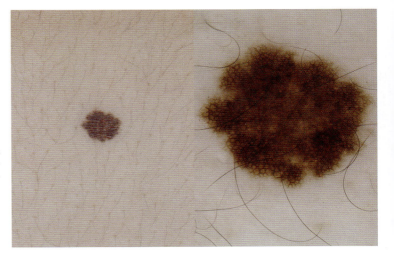

図 4.
色素細胞母斑
ダーモスコピーでは辺縁のいびつさで良悪性を問わない．一様に細く濃淡の少ないネットワーク構造が対称的分布をしており，良性を示唆する．
ピザに例えて 4 等分しても文句が出なさそうな病変

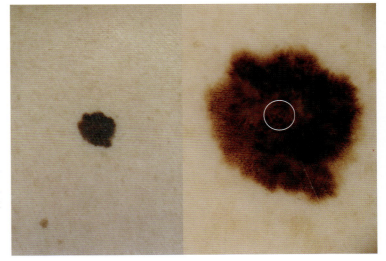

図 5.
メラノーマ
11 時～7 時方向まで非対称に太目の色素ネットワークないし斑状の色素沈着が見られる．また中心付近には色素小点・小球（白丸）が不規則な分布を示す．
ピザ 4 等分で不平等感が出てしまう病変

病理診断の良・悪性が微妙な場合（メラノーマなど），病理診断を補完する重要な情報として利用が可能である．なお，本邦でも近い将来，ダーモスコピー画像があれば，web で良・悪性を AI 診断するシステムが利用できるような時代になるものと思われる．

メラノサイト病変および
メラノーマのスクリーニング

ダーモスコープで病変を覗いた際に，まずメラノサイト病変か否かを判別し（図 3），次に母斑と悪性黒色腫の鑑別を行う[1]．もしメラノサイト病変でない場合，他の疾患の鑑別を考えるのが一般的な診断プロセスである．メラノサイト病変の所見は部位によって大きく異なる．躯幹・四肢の生毛部のメラノサイト病変では表皮索の網状構造に一致した色素ネットワークが見られることが多い．基本的には色素ネットワークが定型的か否か，色調や構造物の対称性が保たれているかどうかで良性の母斑（図 4）か悪性黒色腫（図 5）かを判別する（表 2，図 6）[3]．後天性の母斑であれば直径は一般に 6 mm 以下であることも念頭に置いておく．また，最も簡便なメラノーマのスクリーニングに 3-point checklist がある（表 3）[4]．なお，本稿では詳細は割愛するが，結節型のメラノーマでは対称性が保たれている場合があること，ピンク色の特徴のない結節性病変が無色素性メラノーマの場合があることは常に念頭に置いておく必要があ

表 2. 良性・悪性のメラノサイト病変のパターン

病変の境界が不明瞭な部分があり，ネットワーク構造，色素小点・小球，色素線条，斑状色素沈着，青白色ベール，いずれの所見も不規則あるいは非対称に分布するのがメラノーマの特徴である．

メラノサイト病変の所見	色素細胞母斑	メラノーマ
ネットワーク (network)	定型的なネットワーク：淡い色調～濃い色調の単調な色素線と色素を持たない網穴からなる．	非対称ネットワーク：黒，褐色ないし灰色の多様な太い色素線と大きさや形の異なる網穴からなる．
ネットワークの辺縁 (network borders)	辺縁に向かって薄れるか，全周性に境界明瞭．	境界明瞭な部位は限られる．
色素小点 (dots)	病変の中心ないしネットワーク上に存在する．	非対称な分布，辺縁に散在性に存在．
色素小球 (globules)	色調や大きさや形が均一辺縁に対称性に配列するか，中心部や病変全体に存在する．時に敷石状(cobblestone)パターンを形成する．	色素小球は非対称に分布する．特に紅色調を帯びる場合は強くメラノーマを疑う．
色素線条 (streaks)	色素線条ないし偽足が対称性を示し単調に辺縁に配列する．	色素線条ないし偽足は部分的に，不規則に辺縁に配列する．
斑状色素沈着 (blotch)	中心に位置するか，ほぼ辺縁までびまん性に色素沈着が及ぶ．	非対称な位置に存在するか，多発して非対称に分布する．
青白色ベール (blue white veil)	中心部に見られやすい．	非対称に分布する．

（文献 3 より一部改変）

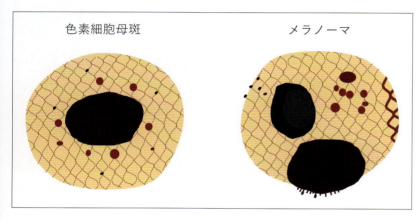

図 6.
表 2 のイメージ図
色素細胞母斑と異なりメラノーマでは種々の構造所見が非対称な分布を示す．

表 3. ダーモスコピーの 3-point checklist
ダーモスコピーでまず初めに覚えるべき診断アルゴリズムである．

評価項目	定 義
Asymmetry (非対称性)	ダーモスコピー所見における病変の色の分布，構造の非対称性．
Atypical network[1] (非定型色素ネットワーク)	不規則な網穴と太い網紐で形成される網状色素沈着．
Blue-white structures[2] (青白色構造)	青灰色ないしは白色のいずれかの構造を認める． （メラノーマにおける青白色ベール，自然消退構造，基底細胞癌における青灰色の構造など）．

3 項目のうち 2 つ以上認めるとメラノーマ（あるいは基底細胞癌）が疑われ，生検が勧められる．
[1] 早期のメラノーマで見られやすい．
[2] メラノーマと基底細胞癌の両者で見られる．

（文献 4 より引用）

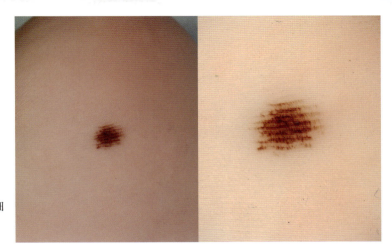

図 7.
踵部の色素細胞母斑
皮溝平行パターンにわずかに規則的細線維状パターンが混じている.

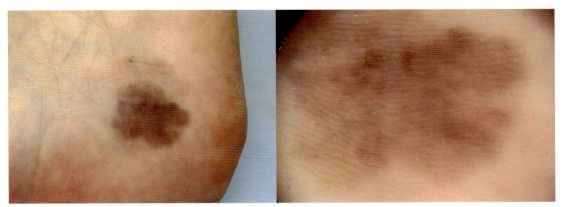

図 8. 踵部のメラノーマ
濃淡のある皮丘平行パターンが見られる.

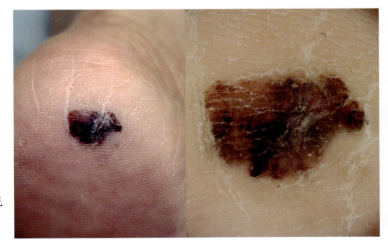

図 9.
踵部のメラノーマ(別症例)
小型ながら非対称多構築パターンが見られる.

る.

掌蹠では指紋・足紋の方向に一致した平行パターンが見られる. 母斑であれば皮溝に沿った細い平行線を基本とする皮溝平行パターン(図 7)やその亜型を示す. 悪性黒色腫であれば濃淡のある皮丘に沿った幅の広い平行線が見られる皮丘平行パターン(図 8), あるいは皮丘や皮溝に無関係に不規則なびまん性の色素沈着が見られる非対称多構築パターン(図 9)を形成する. なお同部位では長径が 7 mm を超えるか否かも考慮して良悪性の

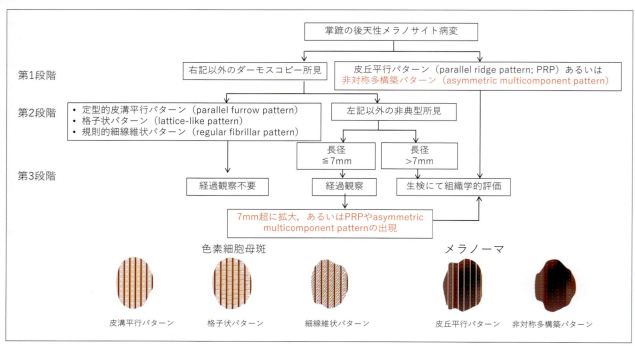

図 10. 掌蹠の後天性メラノサイト病変の所見および改訂版3段階診断法
良性を示唆する3パターンは大きさに関係なく経過観察不要．皮丘平行パターンないしは非対称多構築パターンはメラノーマを疑う．その他の病変は7 mm大を基準に判断する．

（文献5, 6より引用）

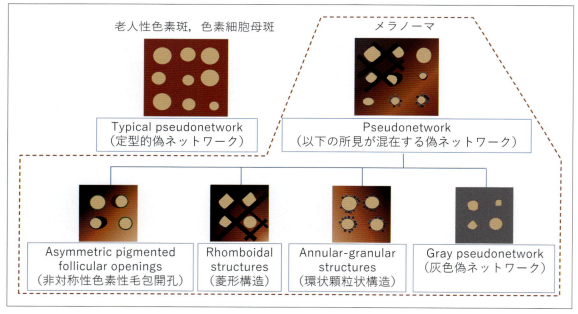

図 11. 顔面のメラノサイト病変の鑑別
顔面の色素斑は表皮突起が細かくほぼ無構造であるが，毛穴が発達しているために毛穴部の色が抜け，このように偽ネットワークと呼ばれる構造が見られる．
良性の色素斑では定型的偽ネットワークを形成する．これは均質感のあるべっとりとした褐色調の色素沈着のことを指す（多少の濃淡は見られる）．メラノーマでは毛包周囲の非対称な三日月状の色素沈着（非対称性色素性毛包開孔）や菱形構造が見られる．そのほか自然消退の徴候として，メラノファージが毛包周囲性に散在し環状顆粒状構造を呈するほか，びまん性に集簇した場合，灰色偽ネットワークを示す．

（文献7より引用）

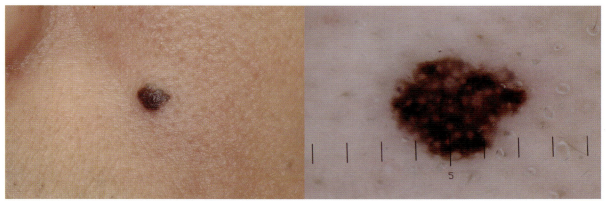

図 12. 頬部の色素細胞母斑
濃褐色の定型的偽ネットワークを示す．対称性のある構造である．

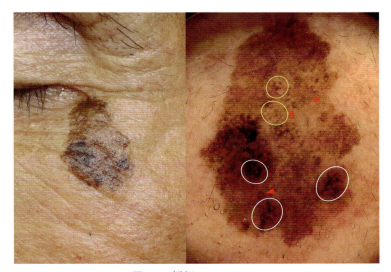

図 13. 頬部のメラノーマ
濃褐色で非対称な偽ネットワークが見られる．
非対称性色素性毛包開孔(赤矢頭)や環状顆粒状構造(黄丸)，一部に菱形構造(白丸)が見られる．健常部との境界は一部不明瞭であるが，大部分が境界明瞭であり注意を要する．

判別を行う(図10)[5)6)]．
　顔面では毛孔を避けた色素沈着が逆水玉模様を呈する偽ネットワークが見られる(図11)[7)]．母斑では毛穴がつぶれずに保たれ色が抜ける定型的色素ネットワークが見られ(図12)，悪性黒色腫では毛包周囲の非対称な三日月状の色素沈着(非対称性色素性毛包開孔)や菱形構造を形成する(図13)．そのほか自然消退の徴候として，メラノファージが毛包周囲性に散在し(環状顆粒状構造)，びまん性に集簇した結果，灰色偽ネットワークを示す．

比喩的表記	記述的表記
1. arborizing vessels （樹枝状血管）	branched vessels
2. leaf-like areas （葉状領域）	lines, radial, connected to a common base
3. large blue-gray ovoid nests （大型青灰色卵円形胞巣）	clods, blue, large, clustered
4. multiple blue-gray globules （多発性青灰色小球）	clods, blue, small
5. spoke wheel areas （車軸状領域）	lines, radial, converging to a central dot or clod
6. ulceration （潰瘍形成）＊	structureless area, orage
7. shiny white areas （光輝性白色領域）	clods, white, shiny
色素ネットワークを欠き，上記の所見うち1つ以上あれば基底細胞癌 ＊時に浸潤性のメラノーマで潰瘍形成が見られることがある．	

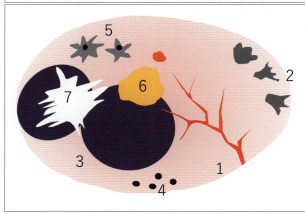

図 14．基底細胞癌の診断基準

これらの所見のうち，大型青灰色卵円形胞巣，多発性青灰色小球は結節型，葉状領域と車軸状領域は表在型の所見と考えればよい．また光輝性白色領域は偏光像でのみ確認されるアーチファクトである．

1. arborizing vessels（樹枝状血管）
   蛇行状に走行し，太さを変えつつ分枝した腫瘍間質の毛細血管拡張であり，基底細胞癌に特異性が高い．
2. leaf-like areas（葉状領域）
   しばしば葉状の構造を形成し，中心部から外れた基部領域に収束する．放射状に延びた線状から球根状の褐色ないし青灰色の突起
3. large blue-gray ovoid nests（大型青灰色卵円形胞巣）
   小球状構造より大きい境界明瞭な青灰色領域
4. multiple blue-gray globules（多発性青灰色小球）
   境界明瞭な小型の類円形青灰色構造
5. spoke wheel areas（車軸状領域）
   中央の小点あるいは小塊に収束する放射状線
6. ulceration（潰瘍形成）＊
   しばしばオレンジ色の痂皮の付着する潰瘍面
7. shiny white areas（光輝性白色領域）
   光沢を有する白色不整形領域であり，しばしば星形あるいは線状構造を伴う．偏光像でのみ観察されるアーチファクトである．

（文献2，8より引用）

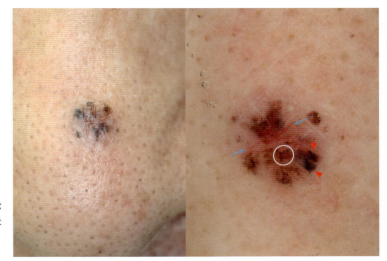

図 15.
鼻背部の基底細胞癌
大型青灰色卵円形胞巣(矢頭)および多発性青灰色小球(白丸)，樹枝状血管(青矢印)が見られる．

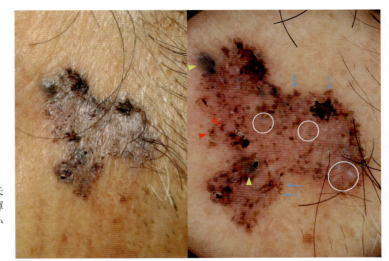

図 16.
こめかみ部の基底細胞癌
多発性青灰色小球のほか葉状領域(青矢印)，車軸状領域が見られ(赤矢頭)，光輝性白色領域(白丸)を伴う．表在型に近いタイプである．

基底細胞癌の診断

色素性病変においてネットワーク構造を欠くなど，メラノサイト病変の所見が該当しなかった場合，次の7つのいずれかの所見に該当すれば基底細胞癌を強く疑う(図14)[2)8)]．これらの所見のうち，結節型では大型青灰色卵円形胞巣，多発性青灰色小球がしばしば見られ(図15)，表在型に特異性が高い所見として葉状領域と車軸状領域が知られている(図16)．

① arborizing vessels(樹枝状血管)
② leaf-like areas(葉状領域)
③ large blue-gray ovoid nests(大型青灰色卵円形胞巣)
④ multiple blue-gray globules
⑤ spoke wheel areas(車軸状領域)
⑥ ulceration(潰瘍形成)
⑦ shiny white areas(光輝性白色領域)

比喩的表記	記述的表記
1. multiple milia-like cysts （多発稗粒腫様嚢腫）	dots or clods, white, clustered or disseminated
2. comedo-like openings （面皰様開孔）	clods, brown, yellow, or orange (rarely black)
3. light-brown fingerprint-like structures （淡褐色指紋様構造）	lines, brown, curved, parallel, thin
4. cerebriform pattern/fissures and ridges （脳回転状パターン/溝と隆起）	lines, curved and thick
5. crypts （小窩）	lines, curved and thick, in combination with clods
6. moth-eaten borders （虫食い状辺縁）	sharply demarcated, scalloped border
7. network-like structures （ネットワーク状構造）	lines, reticular
8. fat finger-like structures （太い指状構造）	lines, curved and thick(colors vary from tan/brown, blue to hypopigmented)

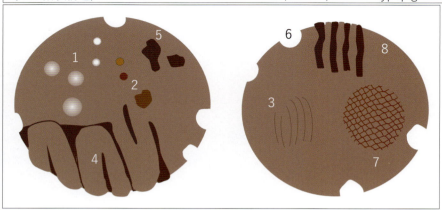

図 17．脂漏性角化症の診断基準

これらのうち，典型例では周囲との境界が明瞭であり，虫食い状辺縁が見られること，しばしば多発稗粒腫様嚢腫および面皰様開孔，脳回転状パターン/溝と隆起を伴うことが特徴である．

1. multiple milia-like cysts（多発稗粒腫様嚢腫）
2. comedo-like openings（面皰様開孔）
3. light-brown fingerprint-like structures（淡褐色指紋様構造）
4. cerebriform pattern/fissures and ridges（脳回転状パターン/溝と隆起）
5. crypts（小窩）
6. moth-eaten borders（虫食い状辺縁）
7. network-like structures（ネットワーク状構造）
8. fat finger-like structures（太い指状構造）

（文献 2，9 より引用）

脂漏性角化症の所見

色素性病変において，メラノサイト病変や基底細胞癌が除外された場合，脂漏性角化症の所見の有無を判別する．以下のうち，いくつかの所見が該当したら脂漏性角化症を疑う（図17）[2)9)]．ただし，例えばcomedo-like openings（面皰様開孔：図18）は基底細胞癌や先天性母斑でも見られる場合があり，脂漏性角化症は病変全体の構築や所見を考慮して診断することが求められる（図19）．

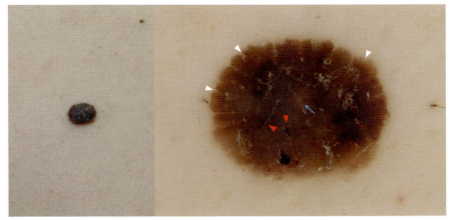

図 18. 背部の脂漏性角化症
周囲との境界が明瞭で,虫食い状辺縁(白矢頭)が見られ,多発稊粒腫様囊腫(赤矢頭)および面皰様開孔(青矢印)を伴う.

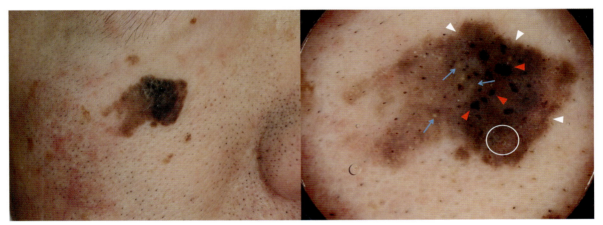

図 19. 右頬部の脂漏性角化症
周囲との境界が明瞭で,虫食い状辺縁(白矢頭)が見られ,多発稊粒腫様囊腫(青矢印)および面皰様開孔(赤矢頭),わずかに溝と隆起(白丸)も見られる.

① multiple milia-like cysts(多発稊粒腫様囊腫)
② comedo-like openings(面皰様開孔)
③ light-brown fingerprint-like structures(淡褐色指紋様構造)
④ cerebriform pattern/fissures and ridges(脳回転状パターン/溝と隆起)
⑤ crypts(小窩)
⑥ moth-eaten borders(虫食い状辺縁)
⑦ network-like structures(ネットワーク状構造)
⑧ fat finger-like structures(太い指状構造)

ダーモスコピーの限界と課題

ダーモスコピーは非常に有用なツールであるが,いくつかの限界と課題も存在する.

① **経験依存性**:ダーモスコピーの解釈は,診断者の経験に依存する部分が大きく,初心者と熟練者で診断精度に差が出ることがある.
② **診断の曖昧さ**:一部の病変は,ダーモスコピーでも明確に良性か悪性か鑑別できない場合があり,その場合は生検が必要である.
③ **技術的な制約**:ダーモスコピーは表皮と真皮浅層の観察に適しているが,真皮深層や皮下組織

の評価は困難である．このため，病変の全体像を把握するためには他の画像診断技術との併用が求められることがある．

④ **特殊な病変の評価**：無色素性メラノーマのように色素が乏しい病変や，粘膜や爪床など特殊な部位に発生する病変では，ダーモスコピーによる評価が困難な場合がある．

おわりに

ダーモスコピーは，色素細胞母斑と悪性黒色腫の鑑別において非常に有用なツールであり，皮膚科医のみならず形成外科医にとっても欠かせない診断法の1つである．適切な技術と知識を持って使用することで，早期の悪性黒色腫の発見に寄与し，患者の予後改善に繋がる．しかしながら，ダーモスコピーには限界があり，総合的な臨床判断が求められることを忘れてはならない．今後，さらなる技術の進歩と研究により，ダーモスコピーの診断精度がさらに向上することが期待される．

参考文献

1) Steven, Q., et al.：Principle of dermoscopy and dermoscopic equipment. Atlas of Dermoscopy 2nd ed. Marghoob, A., et al., eds. pp. 5-18, CRC Press, Boca Raton, 2012.

2) Marghoob, A. A., Braun, R. P.：Proposal for a revised 2-step algorithm for the classification of lesions of the skin using dermoscopy. Arch Dermatol. **146**：426-428, 2010.

3) Braun, R. P., et al.：Dermoscopic Examination. Color Atlas of Melanocytic Lesions of Skin. Soyer, H.P., et al., eds. pp. 19, Splinger, Berlin, 2007.

4) Soyer, H.P., et al.：Three-point checklist of dermoscopy. A new screening method for early detection of melanoma. Dermatol. **208**：27-31, 2004.

5) Koga, H., Saida, T.：Revised 3-step dermoscopic algorithm for the management of acral melanocytic lesions. Arch Dermatol. **147**：741-743, 2011.

6) 斎田俊明：掌蹠病変のダーモスコピー診断 Fibrillar pattern の評価法と3段階アルゴリズムの修正．皮膚臨床．**63**：1241-1248，2021．

7) Argenziano, G., et al.：Dermoscopy of pigmented skin lesions：results of a consensus meeting via the Internet. J Am Acad Dermatol. **48**：679-693, 2003.

8) Menzies, S. W.：Dermoscopy of pigmented basal cell carcinoma. Clin Dermatol. **20**：268-269, 2002.

9) Braun, R. P., et al.：Dermoscopy of pigmented seborrheic keratosis：a morphological study. Dermatol. **138**：1556-1560, 2002.

CASIO D'z IMAGE

皮膚の観察を、はやく、簡単に、精細に

観察

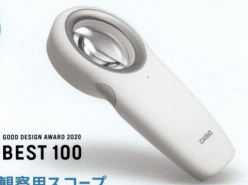

GOOD DESIGN AWARD 2020 BEST 100

皮膚観察用スコープ
ダーモスコープ | DZ-S50　価格 ¥76,780 (税抜 ¥69,800)

●一般医療機器（クラスI）特定保守管理医療機器　医療機器届出番号：06B2X10006000002

細部までくっきり **大口径レンズ**

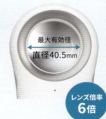
最大有効径 直径40.5mm
レンズ倍率 6倍

使いやすい **形状・デザイン**

ワンタッチで **偏光/非偏光切り替え**

 偏光　 非偏光

記録

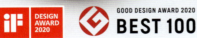

2019 日経優秀製品・サービス賞 優秀賞 日経産業新聞賞
iF DESIGN AWARD 2020
GOOD DESIGN AWARD 2020 BEST 100

皮膚観察／撮影用デジタルカメラ
ダーモカメラ | DZ-D100　価格 ¥218,900 (税抜 ¥199,000)

●一般医療機器（クラスI）特定保守管理医療機器　医療機器届出番号：06B2X10006000001

1台2役 **通常撮影＆接写撮影**

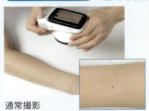 通常撮影　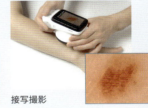 接写撮影

ワンシャッターで **偏光/非偏光/UV光撮影**
※UV光は405nmの波長を使用しています。

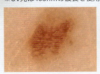 偏光　 非偏光　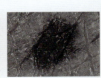 UV光

病変サイズを測る **スケール表示**

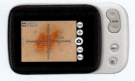

画像管理ソフト
D'z IMAGE Viewer D　Wi-Fi
PC連携で画像の管理・観察をより効率的に

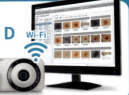

【無料ダウンロード】

 D'z IMAGE STORE
カシオ医療機器　オンラインストア
試用機無料貸出　実施中

商品の詳細および試用機貸出受付・ご購入は下記URLもしくはQRコードから
https://dz-image-store.casio.jp

カシオ計算機株式会社
〒151-8543 東京都渋谷区本町1-6-2

機能・操作・購入先等のご相談　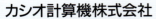 **0120-088948**
（受付時間）月曜日～金曜日 AM9:00～12:00 PM1:00～5:00（土・日・祝日・弊社指定休業日は除く）

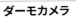ダーモカメラ
https://dz-image-store.casio.jp/support/

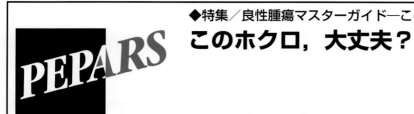

◆特集／良性腫瘍マスターガイド―このホクロ大丈夫？―
このホクロ，大丈夫？

武藤　律子*

Key Words：メラノサイト系病変(melanocytic lesion)，悪性黒色腫(malignant melanoma)，ABCDE 基準(ABCDE criteria)，2 段階法(2-step algorithm)，WHO 分類(WHO classification)

Abstract　日常診療で経験する色素性皮膚疾患でしばしば悪性黒色腫との鑑別に悩むことがある．その場合，過小および過剰診断，治療はいずれの場合にも患者さんに多くの損害を与える可能性がある．そのため，悪性黒色腫との鑑別が難しい疾患の理解と鑑別ポイントの把握が重要である．色素性皮膚疾患には大別するとメラノサイト系腫瘍と非メラノサイト系腫瘍がある．まず，そのどちらにあたるのかを鑑別し，その後メラノサイト系病変であればその良悪の鑑別となる．臨床的に鑑別が困難な場合は切除または生検し病理診断に至る．しかし，病理診断においても良悪の鑑別が困難なこともある．これらの一連の診断過程について，加えて 2018 年に出版された WHO 分類第 4 版から提唱された遺伝子異常に基づいたメラノサイト系病変の考え方について言及する．

はじめに

日常診療の場で「このホクロ，大丈夫ですか？」と聞かれることはしばしばある．筆者はこの問いに対して，いつもどのように考えて答えているのだろうかと自分の思考の手順を追ってみた．すると，まずおおまかに4つのパターンに分けていることに気付いた．その4つのパターンとは，① 大丈夫ですと即答できる場合，② 大丈夫かどうか迷う場合，③ 明らかに大丈夫ではないと考える場合，④ ホクロ(メラノサイト系病変)ではない，である．この4つのパターンについて解説する．

まず，皮膚科医が言うホクロとはメラノサイト系病変を指すことが多い．そして患者さんが言うホクロとは褐色〜黒色で平坦またはやや盛り上がりがあるもので，必ずしも皮膚科医のそれとは一致しない．本稿ではメラノサイト系病変をホクロとして話を進める．

① 大丈夫ですと即答できる場合

顔面の色素性母斑はおおむねこれに相当する．顔面の色素性母斑は Ackerman 分類の Miescher 型母斑であることが多い．Miescher 型の母斑は幼少期には小型の黒褐色斑であることが多く，思春期から青年期になると少し隆起する．中年以降は色調が薄くなり，さらに盛り上がることが多い．図1は筆者の下顎のMiescher 型の母斑である．できはじめは平らであったが，現在はやや盛り上がり全体的に色が抜けている．Miescher 型の母斑の病理組織は真皮内母斑であることが多いが，時に複合型母斑である．真皮内の病変は深部に向かって逆三角形を呈している(図2)．良性であるので必ずしも切除の必要はないが，患者さんが希望すれば治療を考慮する．治療法には切除，電気メス

---

* Ritsuko MUTO，〒173-8610　東京都板橋区大谷口上町 30-1　日本大学医学部附属板橋病院皮膚科，研究医員

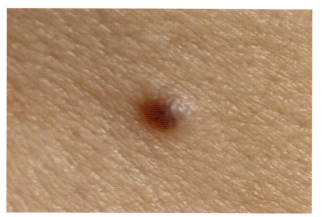

図 1. 下顎の Miescher 型の母斑

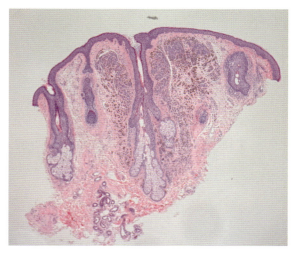

図 2. Miescher 型の母斑の病理組織

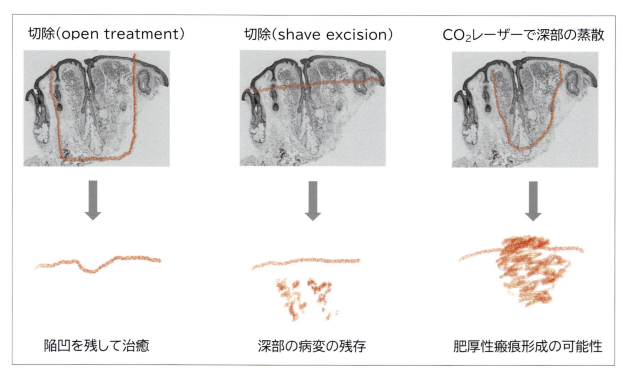

図 3. Miescher 型の母斑の治療および経過

で焼灼，CO_2レーザーで蒸散などがある[1]．切除に関しては切除縫縮，open treatment，shave excision がある．それぞれの治療には一長一短がある．例えば，切除縫縮すると病変の直径よりも長い縫合創が残るために美容的に好まれない．Open treatment は脂肪織で切除し求心性の創収縮により治癒を図る．そのため深部の病変の取り残しがない．しかし，病変より小さな軽度の陥凹性瘢痕を残す．Shave excision は創部の陥凹はないが，隆起部のみを削り取るために深部の病変は残る．CO_2レーザーでの蒸散は深部の病変まで取り除こうとすると肥厚性瘢痕などを残す可能性があり，浅くすれば，深部の病変が残るため再発する可能性がある[2]（図 3）．

表 1. ABCDE 基準

A（Asymmetry）	非対称性病変
B（Border irregularity）	辺縁が不整
C（Color variegation）	黒褐色を中心とする多彩な色調
D（Diameter enlargement）	直径が 6 mm 以上
E（Evolving lesions）	大きさ，形状，色調，表面の性状，自覚症などの変化

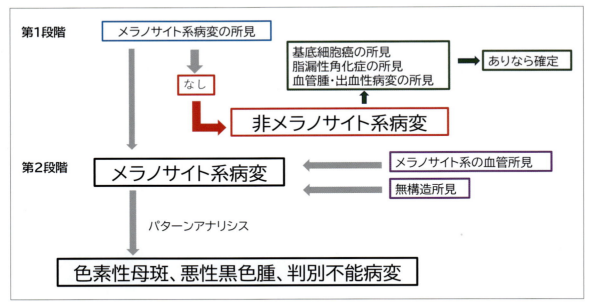

図 4. ダーモスコピーの 2 段階診断法

② 大丈夫かどうか迷う場合

　悪性黒色腫の多くは黒褐色の病変である．しかし，黒褐色の病変は良性のメラノサイト系病変をはじめ多数ある．その鑑別は時に悩ましい．悪性黒色腫と後天性色素細胞性母斑の臨床的鑑別として，最も有名なのは表 1 の ABCDE 基準である[3]．悪性黒色腫は通常の後天性色素細胞性母斑に比べて，左右が非対称で，不規則な外形を呈し，色調が多彩で，直径が 6 mm 以上と大型で，大きさや形状，色調，表面の性状が時間経過とともに変化している．わずかでもこの基準にあてはまるものは，さらに詳細に観察および問診をする．それに加えダーモスコピーで観察を行い判断する．その際には 2 段階法により診断を進めることが多い（図 4）．この稿では概略のみ記載し，個々の所見の詳細は別稿および成書に譲る．2 段階法とは 2000 年の国際共同研究で提案されたダーモスコピーでの診断手順法で，さらに 2010 年の改訂版では血管所見が組み込まれている[4]．2 段階診断法ではまず，第 1 段階でメラノサイト系病変か，非メラノサイト系病変かを判別する．まず，メラノサイト系の所見，次に基底細胞癌の所見，脂漏性角化症の所見，血管腫・出血性病変の所見，非メラノサイト系病変の血管所見，メラノサイト系の血管所見，無構造所見にあてはまるかどうかを見る．メラノサイト系病変の所見，メラノサイト系病変の血管所見および無構造所見があるものは第 2 段階のパターン解析により悪性黒色腫か良性の色素性母斑かまたは両者の判断ができない病変かを判定する．この方法は感度特異度ともに 80% を超えるよい方法ではある．しかし，常にこの所見を網羅し覚えていることは難しい．そのため，筆者は東京女子医科大学附属足立医療センターのウェブサイトからダーモスコピー診断用紙をダウンロード，印刷し必要時に見ることができるよう

にしていた．臨床経過および臨床所見，ダーモスコピー所見を併せて悪性黒色腫が疑わしいと考えた場合，または迷う症例において，皮膚生検を考慮する．皮膚生検は悪性黒色腫の診断確定のみならず，悪性黒色腫であれば tumor thickness により治療方針も異なるので治療計画立案のためにも重要である．皮膚生検の方法には，全切除生検と部分生検がある．全切除生検と部分生検のいずれも可能であれば，病変全体の評価が可能な全切除生検が好ましい．確定診断後に拡大切除を行う可能性もあるので，閉創に皮弁や植皮はしない方がよい．また，全切除生検が難しい大きな病変などでは部分生検をする．その際は臨床的に最も悪そうで，tumor thickness が最も厚そうな部分から生検する．部分生検は病変全体の病理組織が把握できないために偽陰性率が高くなることかつtumor thickness が正確でないことが問題であるが，部分生検によって悪性黒色腫の細胞がリンパ管や血管に入ることで患者の予後に明らかな悪影響を及ぼすという報告はない[5]．悪性黒色腫の基本的な病理組織学的所見として，病変の輪郭の非対称性，境界の不明瞭さ，異型メラノサイトの表皮内孤立性増殖，異型メラノサイトの表皮上層へのアセント(ascent)，メラノサイト胞巣の不規則な分布，いわゆる成熟現象(maturation)の欠如，異型メラノサイトの皮膚付属器下方への進展などが知られている．しかし，実際には診断に苦慮することも多い．かつ，メラノサイト系病変においても多段階的に発癌および進行するという概念が主流になっているので，診断そのものが，簡単に悪性黒色腫か否かではなくなっている．近年，PRAME という免疫染色マーカーもあるが，それも良悪を完全に分けてくれるわけではない[6]．2018 年に発刊された皮膚腫瘍の WHO 分類では，メラノサイト系腫瘍の組織型分類や発症機序のコンセプトが大きく刷新された[7]．累積的紫外線傷害(cumulative sun damage；CSD)が高い病変では腫瘍遺伝子変異量(tumor mutation burden；TMD)が高いことや累積的紫外線傷害の程度に

よって悪性黒色腫の主要なドライバー遺伝子異常が異なる傾向にあることが明らかになってきた．これを受けて 2018 年の WHO 分類では，解剖学的部位，人種，年齢，生活習慣，組織学的な弾性線維の変性所見などによって推定された累積的紫外線傷害の程度に基づいてメラノサイト系腫瘍が 3 つにグループ分けされ，さらにその下位に 9 つのカテゴリーが設定された(表 2)[7]．多段階発がんの概念のもと，腫瘍発生に関連する initiating driver mutations(alterations)とその後の腫瘍進行に関連する progression mutations が整理されて，腫瘍発生と遺伝子異常の相関表が作成された(表 2)[7]．現在は WHO 分類第 5 版がベータ版で出ているが，基本コンセプトに変更はない．それぞれの pathway について簡単に記載する[8]．

Pathway Ⅰ：Low-CSD melanoma

Low-CSD melanoma は Clark 分類では表在拡大型黒色腫に相当する．Low-CSD melanoma は，若年成人から高齢者までの体幹・四肢(掌蹠や爪を除く)に代表される間歇的に強い日光曝露を受けてきた部位に発生する．ドライバー遺伝子変異としては，多くの症例が *BRAF* 遺伝子 *V600E* 点変異であるが，*NRAS* 遺伝子変異なども含まれる．悪性化の段階では，*CDKN2A* 遺伝子のホモ接合性の不活性化が関与することが多い．腫瘍遺伝子変異量は約 15/Mb である．

Pathway Ⅱ：High-CSD melanoma

High-CSD melanoma は，高齢者の顔面に代表される長期にわたる持続性紫外線曝露を受けた部位に発生する．Clark 分類では悪性黒子型黒色腫にあたる．ドライバー遺伝子変異として，*NRAS*，*BRAF*(non-p.V600E)，*KIT*，*NF1* などの遺伝子変異が挙げられる[7]．腫瘍遺伝子変異量は約 30/Mb であり，最も高いがんの 1 つとして知られている．

Pathway Ⅲ：Desmoplastic melanoma

純粋型(他の黒色腫成分を合併しないもの)と混合型(他の黒色腫成分を合併するもの)があり，いずれにしても本邦では極めて稀な疾患である．白人では純粋型が高齢者の露光部に発生することが

表 2. WHO 分類第 4 版による色素細胞性病変の分類

Role of UV/CSD:	Low UV				High UV
Pathway	I				II
End point of Pathway	Low-CSD melanoma/Superficial spreading melanoma (SSM)				High-CSD melanoma/Lentigo maligna melanoma (LMM)
Benign (Naevi)	Naevus				?IMP
Intermediate-Low-Dysplasias & Melanocytomas	Low grade dysplasia	Bap-1 inactivated naevus (BIN)	Deep penetrating naevus (DPN)	Pigmented epithelioid melanocytoma (PEM)/MELTUMP	?IAMP/dysplasia
Intermediate-High-Dysplasia/*In situ* & Melanocytomas	High grade dysplasia/MIS	Bap-1 inactivated melanocytoma/MELTUMP	Deep penetrating melanocytoma/MELTUMP		Lentigo maligna (MIS)
Malignant	Low CSD SSM/VGP	Melanoma in BIN (VGP)	Melanoma in DPN (VGP)	Melanoma in PEM (VGP)	Lentigo maligna melanoma (VGP)
Common mutations	*BRAF V600E, NRAS,* ⋯ *TERT, CDKN2A, TP53, PTEN*	(*BRAF* or *NRAS*)+*BAP1*	(*BRAF, MEK1,* or *NRAS*)+(*CTNNB1* or *APC*)	(*BRAF*+*PPKAR1A*) or *PRKCA*	*NRAS, BRAFnon-V600E, KIT, NF1,* ⋯ *TERpT, CDKN2A, TP53, PTEN, RAC1*

Common mutations in each pathway are shown. Mutations already identified in benign onr borderline low lesion are in bold
Blue : loss of function ; red : gain of function ; black : change of function ; orange : amplifation ; purple : rearrangement ; gray : promoter mutation
CSD=Cumlative Solar Damage   MIS=Melanoma in situ   IMP=Intaepidermal melanocytic proliferation without atypia
IAMP=Intaepidermal Atypical Melanosytic Profeliration (-US=of uncertain significance)   STUMP=Spitzoid Tumour of Uncertain Malignant Potential

（文献 7 より引用改変）

典型的とされるが，本邦においてもそれがあてはまるかどうかは不明である．特に純粋型は臨床的にも病理学的にも診断することが非常に難しく，適切に診断されていないことが多い．純粋型は高率に局所再発をきたすものの，転移は稀であり，生命予後も良好である．純粋型のドライバー遺伝子変異としては NF1 遺伝子変異などが挙げられ，約 60/Mb の腫瘍遺伝子変異量はすべてのがんの中での最高値である．一方，混合型の生物学的態度や遺伝子異常は合併する黒色腫に依存する．

Pathway Ⅳ：Spitz melanoma（malignant Spitz tumor）

2018 年 WHO 分類では，Spitz 母斑の悪性型として Spitz 黒色腫（Spitz melanoma）/悪性 Spitz 腫瘍（malignant Spitz tumor）が設定され，中間悪性型として異型 Spitz 腫瘍（atypical Spitz tumor）が設定されている．これらの Spitz 病変は，その約 15％が *HRAS* 遺伝子の点変異で生じるが，残りの約 85％は *ALK, ROS1, NTRK1, NTRK2, NTRK3, RET, MET, MERTK, FGFR1, ERBB4, LCK, BRAF, MAP3K8, MAP3K3, PRKDC* 遺伝子などのキナーゼ遺伝子再構成によって生じ，これらの存在は全て相互排他的な関係にある．悪性化には *CDKN2A* 遺伝子の不活化変異や *TERT* 遺伝子のプロモーター領域の変異などが関与しているが，腫瘍遺伝子変異量は高くない．Spitz 黒色腫や異型 Spitz 腫瘍はリンパ節転移をきたすことがあるが，生命予後は良好と考え

表 2 のつづき. WHO 分類第 4 版による色素細胞性病変の分類

High UV	Low to No(or Valiable/Incindental)UV					
III	IV	V	VI	VII	VIII	IX
Desmoplastic melanoma	Spitz melanoma	Acral melanoma	Mucosal melanoma	Melanoma in congenial nevus (MCN)	Malanoma in blue nevus (MBN)	Uveal malanoma
?IMP	Spitz naevus	? Lentiginous acral naevus	?Melanosis	Congenital Naevus (CN)	Blue naevus	?Naevus?
?IAMP/ dysplasia	Atypical Spitz tumor (Melanocytoma)	IAMP/dysplasia	Atypical melano- sis/dysplasia/ IAMPUS	Nodule in CN (Melanocytoma)	(Atypical) Cellular blue naevus (CBN) (Melanosytoma)	?
Melanoma *in situ* (MIS)	STUMP/ MELTUMP	Acral MIS	Mucosal MIS	MIS in CN	Atypical CBN	?
Desmoplastic melanoma (VGP)	Malignant Spitz tumor (VGP)	Acral melanoma (VGP)	Mucosal lentigi- nous melanoma (VGP)	Melanoma in CN (VGP)	Melanoma ex blue nevus (VGP)	Uveal Melanoma
NF1, ERBB2, MAP2K1, MAP3K1, BRAF, EGFR, MET, *TERTp, NFKBIEp, NRAS PIK3CA, PTPN11*	*HRAS, ALK, ROS1, RET, NTRK1, NTRK3, BRAF, MET,* *CDKN2A*	*KIT, NRAS, BRAF, HRAS, KRAS, NTRK3, ALK, NF1,* *CDKN2A, TERTp, CCND1, GAB2*	*KIT, NRAS, KRAS, or BRAF* *NF1, CDKN2A, SF3B1, CCND1, CDK4, MDM2*	*NRAS, BRAF V600E* (small lesions), *BRAF*	*GNAQ, GNA11, CYSLTR2,* *BAP1, EIF1AX, SF3B1*	*GNAQ, GNA11, CYSLTR2, or PLCB4,* *SF3B1, EIF1AX, BAP1*

られている.

Pathway V：Acral melanoma

Acral melanoma は Clark 分類では末端黒子型黒色腫にあたる. 発生部位は手足（主に足底）および爪であり，紫外線照射による突然変異のリスクが低い. ドライバー遺伝子変異としては *KIT, NRAS, BRAF, HRAS, KRAS, NF1* 遺伝子変異などが挙げられるが，腫瘍遺伝子変異量は相対的に低く，代わりに複数の顕著な遺伝子増幅を発生初期から伴うことが特徴である.

Pathway VI：Mucosal melanoma

口腔粘膜や腔などの粘膜部に生じる悪性黒色腫であり，ドライバー遺伝子異常は acral melanoma のそれに類似し，腫瘍の進展形式も acral mela-noma に類似する. 悪性化には *SF3B1* 遺伝子や *SPRED1* 遺伝子などの変異が関与していることが多い[16)~18)].

Pathway VII：Melanoma in congenital nevus

巨大先天性母斑では *NRAS* 遺伝子変異が，小型先天性母斑では *BRAF* 遺伝子 *V600E* 点変異がドライバー遺伝子異常であることが多い. 悪性化には *TERT* 遺伝子のプロモーター領域の変異などが関与している.

Pathway VIII：Melanoma in blue nevus

青色母斑（blue nevus）のドライバー遺伝子異常として，*GNAQ, GNA11, CYSLTR2* 遺伝子などの activating point mutation が挙げられる. ただし，頻度の高い *GNAQ* や *GNA11* 遺伝子変異

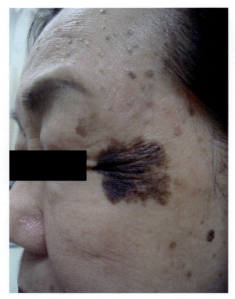

図 5.
左こめかみの悪性黒子

による青色母斑と異なり，CYSLTR2 遺伝子変異例では臨床像や組織像が非典型的となることがある．青色母斑から生じる悪性黒色腫は被髪頭部の GNA11 遺伝子変異型病変に生じることが多い．

Pathway IX：Uveal melanoma

ぶどう膜（脈絡膜，毛様体，虹彩）の悪性黒色腫であり，青色母斑カテゴリーと同様に GNAQ, GNA11, CYSLTR2, PLCB4 遺伝子変異などが発生に関連する．しばしば肝転移を起こすが，そのようなハイリスク群は BAP1 欠失例に多い．

この WHO 分類に対応し，個々の症例に対して実際の対応や良性，中間群の診断者間での病理診断や用語のばらつきを管理するためにメラノサイト病変の診断のための分類スキーマ（MPATH-Dx V2.0）[9]が改訂された．浸潤悪性黒色腫に進行する可能性が極めて低い群，低い群，pT1a の悪性黒色腫，pT1b 以上の悪性黒色腫の 4 つの Class に分類し，特に諸国でガイドラインのない，Class 1, 2 の診断の困難性および一貫性の欠如が最も多い病変の診断および管理について記載されている．しかし，これは強制的な標準治療ではないと明言されている．また，近日中に皮膚悪性腫瘍診療ガイドライン 4 版および皮膚悪性腫瘍取り扱い規約第 3 版が出版されるためそちらも参照していただきたい．

③ 明らかに大丈夫ではないと考える場合

見た瞬間に悪性黒色腫を疑う病変に出くわすことが時々ある．しかし，そのような病変は一般病院やクリニックでは実際の診療でみる頻度はかなり少ないので，出くわすとかなり面食らう．そして，どう考えても悪性黒色腫なのだが，診断に不安が出ることもある．そのような時は，②と同様の手順をとり診断を確定する．図 5 の症例は左こめかみ部の悪性黒子（High-CSD melanoma in situ）である．明らかに周囲にある老人性色素斑や脂漏性角化症とは異なる．病変は辺縁が不整，色調が多彩で，かなり大型である．見た瞬間に悪性のメラノサイト系病変だと考えた．しかし，もしそうでなかったら，全摘してしまって違ったら，と考え部分生検を行い診断確定したのちに，適切なマージンで全摘した．幸い表皮内病変であったので追加治療なしで経過観察とした．

④ ホクロ（メラノサイト系病変）ではない

これに関しては見た瞬間に即答できるものと，②の過程を経てから，ホクロではないと結論が出るものがある．ここに挙げた 2 つの症例はいずれも前者である．1 つは鼻の病変で基底細胞癌であ

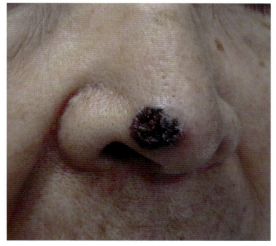

図 6. 鼻の基底細胞癌

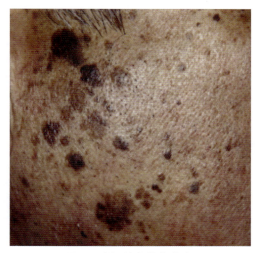

図 7. 頰の脂漏性角化症

る(図6). なぜ, すぐにホクロでないと認識したのであろうか. 鼻は基底細胞癌の好発部位であり, 結節は一般のホクロよりやや大きく, 黒色の粒からなり, 中央が潰瘍化しているからである. 結節がもう少し小さく潰瘍もなく粒もはっきりしていなかったら即答はできない. もう1つは頰に多発する脂漏性角化症である(図7). 頰の外側の紫外線の影響を受ける部位に多発している. 数mmから1cmを超える大きさで色調は茶色から黒色, やや盛り上がり表面がざらざらしている. 盛り上がりのない褐色斑を呈する老人性色素斑が混在する. ただし, 形が不整形, 境界不明瞭, 色むらが目立つ時は即答が難しい. しかし, ホクロではないと即答できる時にも, 間違いをおかさないように, もう一度臨床所見, 経過, ダーモスコピー所見をもとに考えて結論を出すことは大事である.

おわりに

「このホクロ, 大丈夫ですか?」の問いに答えるべく, 悪性黒色腫を第1鑑別とした診断について記載した. この問いに対する最適解を導く一助になればと考える.

参考文献

1) 大原國章:手術手技①摘出, 開放療法, 電気メス, ドライアイス, レーザー. 大原アトラス 4. 46-59, 秀潤社, 2017
2) 須賀 康:美容医療診療指針から学ぶイボ, ホクロ(脂漏性角化症, 表皮母斑, 母斑細胞母斑)のレーザー治療. 日皮会誌. 134(8):2057-2066, 2024.
3) Abbasi, N. R., et al.:Early diagnosis of cutaneous melanoma:revisiting the ABCD criteria. JAMA. 292:2775, 2004.
4) Marghoob, A., Braun, R.:Proposal for a revised 2-step algorithm for the classification of lesions of the skin using dermoscopy. Arch Dermatol. 146:426-428, 2010.
5) 皮膚悪性腫瘍診療ガイドライン改訂委員会:皮膚悪性腫瘍ガイドライン第3版 メラノーマ診療ガイドライン 2019. 日皮会誌. 129(9):1759-1843, 2019.
6) Lezcano, C., et al.:PRAME expression in melanocytic tumors. Am J Surg Pathol. 42:1456, 2018.
7) Elder, D. E., et al.:WHO classification of skin tumours. 4th ed. Elder, D. E., et al., ed. 66-75, Lyon, IARC, 2018.
8) 武藤律子, 後藤啓介:悪性黒色腫の病理組織診断. 皮膚科. 2(1):116-126, 2022.
9) Barnhill, R. L., et al.:Revision of the melanocytic pathology assessment tool and hierarchy for diagnosis classification schema for melanocytic lesions:a consensus statement. JAMA Netw Open. 6(1):e2250613, 2023.

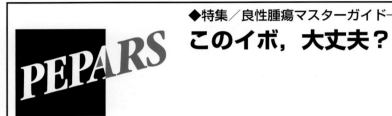

◆特集/良性腫瘍マスターガイド―このホクロ大丈夫？―
このイボ，大丈夫？

高井　利浩[*]

Key Words：イボ(wart)，尋常性疣贅(verruca vulgaris)，脂漏性角化症(seborrheic keratosis)，汗孔腫(poroma)，日光角化症(solar keratosis)，基底細胞癌(basal cell carcinoma)，有棘細胞癌(squamous cell carcinoma)

Abstract　日常診療で「イボ」として診察する頻度の高い皮膚病変としては，尋常性疣贅，脂漏性角化症，粉瘤，色素細胞母斑，汗孔腫などが代表的なものと思われる．これらの良性腫瘍と，鑑別を要する悪性病変との肉眼診断におけるポイントについて臨床写真を示しつつ解説する．特に悪性病変を誤診しないための手がかりとなる臨床情報や肉眼所見について重点的に述べる．

はじめに

この稿では，患者や皮膚腫瘍の専門外の医師が「イボ」と称し得る皮膚の腫瘍性病変につき，日常診療で遭遇頻度の高いものを中心に肉眼像の特徴や鑑別点を紹介する．鑑別対象となる悪性病変や前癌病変についても診断ポイントを解説する．実臨床で参考としやすいように，腫瘍の色調と表面性状によって便宜的に分類した．稀な腫瘍については誌幅の制限もあり触れられないため，適宜，成書などを参照されたい[1]．またダーモスコピーについては別稿で解説されていることもあり，本稿ではあくまで肉眼診断に限定して述べる．

常色〜淡紅色，淡褐紅色を呈するもの

1．表面が角質肥厚のため粗造

A．尋常性疣贅

いわゆるウイルス性のイボである．ヒト乳頭腫ウイルス(human papillomavirus；HPV)の上皮細胞への感染により生じる．手掌・指や足底・趾に好発するが，部位に発生し得る．常色から淡褐色で，表面は疣状の角質肥厚，凹凸を呈し，周囲より隆起する結節である．後述する日光角化症，有棘細胞癌，疣状癌，ケラトアカントーマなどとの鑑別が問題になり得るが，角質内に赤褐色の点状出血がしばしば見られ(図1)，これは尋常性疣贅を強く示唆する所見と言える．

B．ミルメシア

HPV-1型の感染による．疣贅の亜型で，小児や若年者の手掌，足底に好発する．ミルメシアとは蟻塚を意味し，名の示すように深部方向への増殖

---

[*] Toshihiro TAKAI，〒673-8558　明石市北王子町13-70　兵庫県立がんセンター皮膚科，部長

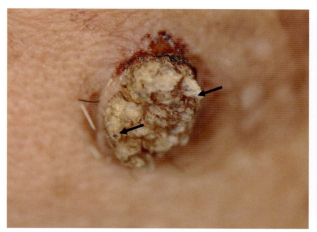

図 1. 尋常性疣贅
疣状・乳頭状の角質肥厚で隆起する結節．角質内の点状出血（矢印）は尋常性疣贅を強く示唆する所見である．

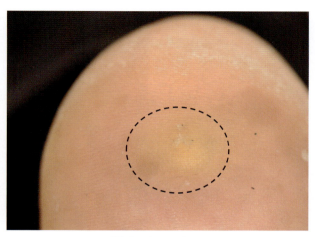

図 2. ミルメシア
若年者の足底で，埋まり込むような深部増殖が強い結節の中央は陥凹し，角質を容れる．

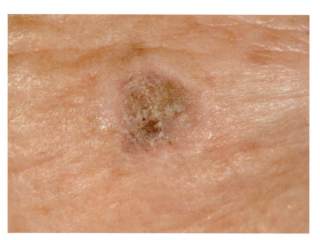

図 3. 日光角化症
高齢者の顔に生じた，軽度の角化性鱗屑を付けた淡紅色局面

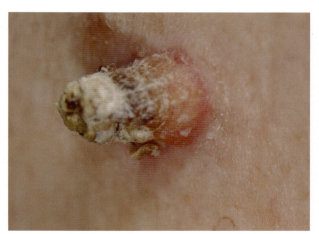

図 4. 皮角を呈する日光角化症

が比較的顕著である．ドーム状に隆起した結節の中央部が陥凹し，角質を容れて見える（図2）．疼痛や圧痛，炎症による発赤や腫脹を伴う．疣贅状の外観をとりつつ，若年者の足底，炎症所見ありといった特徴は本症を支持する．

C．日光角化症

高齢者の露光部に好発する，慢性紫外線障害を背景とする病変．有棘細胞癌の前癌病変あるいは上皮内癌とされる．初期には毛細血管拡張や増加による淡黄色調を帯びた，表面に軽度の角化性鱗屑を伴った淡紅色局面である（図3）．しかし，厚い角化を伴い角状に隆起するもの（図4，皮角と称される），角化や表皮肥厚がむしろ弱いもの，メラニンの増多を伴い褐色調を呈するもの（色素性日光角化症）など，多くの亜型がある．日光口唇炎は下口唇の唇紅に生じる日光角化症で，角化が弱く

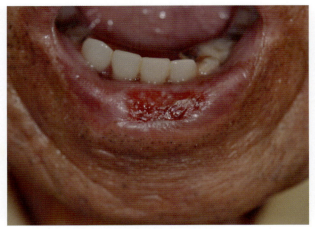

図 5. 日光口唇炎
下口唇の薄い鱗屑を付けたびらん性紅斑

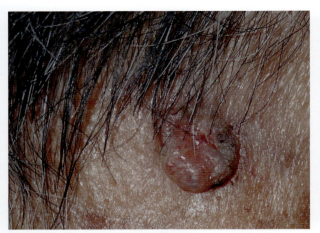

図 6. 有棘細胞癌
壊死性痂皮を付けた紅色調腫瘤

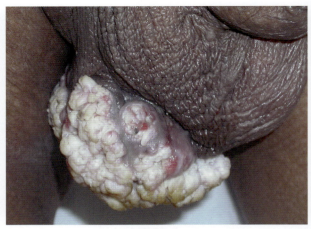

図 7. 陰囊の疣状癌
角質肥厚を伴い乳頭状隆起が顕著な、やや大きい腫瘤

びらんを伴いやすい(図5)ため，慢性刺激性の口唇炎などと誤診されやすいが，有棘細胞癌に進展することもあり適切な診断治療が必要な病変である[2]．

D．有棘細胞癌

高齢者の露光部に好発する．表面に角質や壊死性痂皮を付着する紅色調〜常色の腫瘍であるが，しばしば表面が潰瘍化したり，カリフラワー状腫瘍となったりする(図6)[2]．高齢者の露光部に生じた角化性病変は，隆起や浸潤がそれほど顕著でなくても本症を疑い生検を考慮すべきである．

E．疣状癌(verrucous carcinoma)

悪性度の低い有棘細胞癌の一亜型[2]．遠隔転移は稀であるが再発や深部組織浸潤傾向が強い．高齢男性に好発し，口腔，掌蹠，陰部肛門周囲が古典的な発生部位だが，実際にはこれら以外の部位にも生じる．一見，尋常性疣贅に似た，表面に角質肥厚を伴う乳頭状隆起が顕著な腫瘍(図7)であるが，やや大型で深い傾向がある．尋常性疣贅やミルメシアを疑う病変でも，サイズが大きい，経

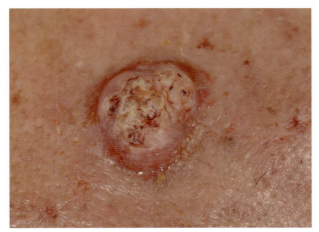 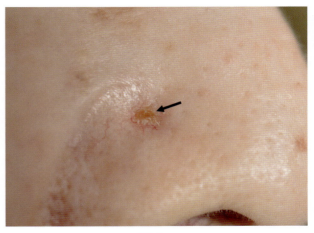

図 8. ケラトアカントーマ
中央に角栓を容れ，辺縁は光沢を持って隆起するクレーター状結節

図 9.
無色素性基底細胞癌は常色〜淡紅色結節で，潰瘍（矢印）や表面の毛細血管拡張が診断の手がかりとなる．

過が長く難治，再発を繰り返す，といった場合には生検を検討する．浅い標本では病理診断が困難なため，病変深部まで含んだ生検が望ましい．

F．ケラトアカントーマ

これも有棘細胞癌の亜型と定義されているが，典型的な臨床・病理像を示す病変はきわめて高率に自然消退を示し，悪性の経過はとらないことが多い．高齢者の露光部に好発する，中央に角栓を持ち辺縁は光沢を持って隆起する淡紅色調の結節である．有棘細胞癌との鑑別がしばしば問題になるが，対称性の病変であること，中央が潰瘍でなく dry な角栓であること，辺縁に日光角化症のような局面成分がないこと，などはケラトアカントーマを示唆する（図8）．確定には病理診断が必要であるが，部分生検標本での鑑別も難しいことが多いため，臨床的にケラトアカントーマを疑った場合には取り切る形の切除生検が推奨される[3]．

2．表面が平滑

表面平滑で隆起する常色調の皮膚病変のうち，皮下に首座を持つものは脂肪腫や神経鞘腫の頻度が高い．皮下腫瘤はその他，中間群，悪性を含む各種の軟部腫瘍があるが，これらの詳細については別稿を参照されたい．

A．表皮嚢腫/類表皮嚢腫/粉瘤

表皮や毛包上皮に類似した壁で構成される嚢腫状病変である．顔，背部などの脂漏部位に好発するが，全身どの部位にも発生する．開口部が確認されれば診断はほぼ確実となるが，開口部がない場合には毛母腫その他の皮膚付属器腫瘍や表在性軟部腫瘍との鑑別が問題となる．悪性軟部腫瘍における無計画切除は，追加治療の侵襲やその後の機能・整容面で有害とされ[4]，皮下腫瘤を診断不明のまま切除することは厳に慎むべきで，皮膚エコーやMRIなどの検査，所見によっては専門施設への紹介を検討する．

B．その他の良性病変

皮様嚢腫は特徴的な年齢や部位，毛母腫は若年に多いことや石灰化を反映した特有のゴツゴツした触感などから疑えることが多い．

C．無色素性基底細胞癌

日本人の基底細胞癌は通常は黒色〜黒灰色，黒青色を呈するが，時に常色〜淡紅色のことがある（図9）．また白人では無色素性のことが通常である．高齢者の露光部に生じた結節で，潰瘍化や表面の毛細血管拡張がある場合は本症を疑って生検を検討すべきである．

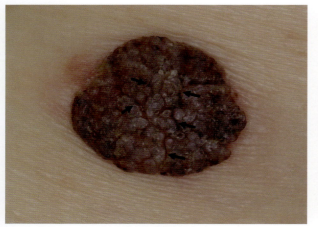

図 10. 脂漏性角化症
顆粒状で表面粗造な黒褐色結節．脳様の溝と隆起（矢印）が確認できる．

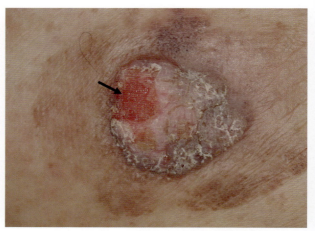

図 11. 脂漏性角化症の病変内に有棘細胞癌（矢印で示す紅色潰瘍性結節の領域）を生じた例

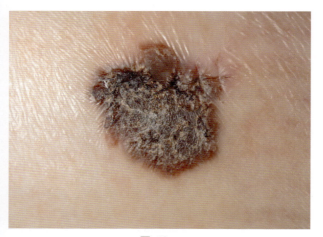

図 12.
悪性黒色腫であるが表面やや粗造で隆起し，脂漏性角化症に類似する病変

（図 10）．頻度の高い良性病変であるが，悪性黒色腫やボーエン病などとの鑑別を要する場合がある．また低頻度ながら，脂漏性角化症の病変内に有棘細胞癌や悪性黒色腫といった悪性腫瘍が発生または併存する報告[5]もある．下肢や外陰部といった非好発部位，若年発生で単発，表面にびらん，潰瘍を呈する（図 11）などは，非定型と言える要因である．

B．悪性黒色腫

悪性黒色腫でも表面がやや粗造でドーム状隆起し，頭顔部や躯幹の発生では脂漏性角化症に肉眼像が類似し得る（図 12）．また上述のように，若年者で単発，下肢や陰部発生などの場合には，悪性黒色腫の可能性も考え，専門医へのコンサルトや生検による病理診断を検討する．

2．表面が平滑

A．色素細胞母斑

表面平滑で隆起する褐色調〜黒色調の皮膚病変で，最も多いのは色素細胞母斑であるが，色素細胞母斑を含むメラノサイト病変の鑑別や概念の詳細については本号の別稿を参照されたい．

B．基底細胞癌

高齢者の露光部に好発する．日本人では多くが黒色調を呈する．脂漏性角化症と発生年齢や部位が共通するが，表面は粗造ではなく光沢を有し，潰瘍を伴うことが多い．眼瞼，鼻などの部位（これ

褐色調〜黒色調を呈するもの

悪性黒色腫は表面が粗造，平滑の両方の場合があり，重要度も高いため，以下の両項に記載する．

1．表面が角質肥厚のため粗造

A．脂漏性角化症

加齢に伴い出現する疣贅で，老人性疣贅とも称する．日光黒子が隆起して完成することが多い．頭顔部，躯幹では胸背部に好発する．表面は粗造，顆粒状を呈する灰褐色〜黒褐色の隆起性結節で，灰色調を帯び，脳様の溝と隆起が特徴的である

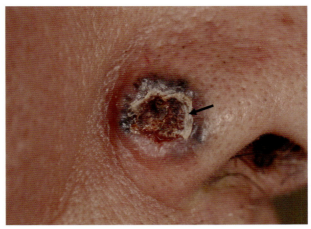

図 13.
基底細胞癌では潰瘍(矢印)が高頻度に見られる.

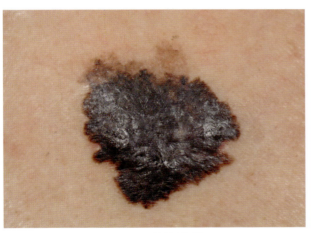

図 14. 悪性黒色腫
非対称, 辺縁不整, 色調多彩, 長径>6 mm と ABCDE ルールに抵触する典型的な病変

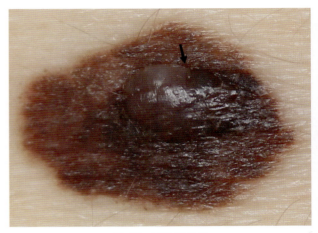

図 15. 悪性黒色腫
一見すると対称性に見えるが, 隆起部分(矢印)の辺縁に黒褐色の斑状成分がある.

らの部位には脂漏性角化症はやや少ない), 小型の病変だが潰瘍がある(図13), といった点は基底細胞癌を疑うポイントと言える.

C. 悪性黒色腫

Asymmetry：非対称性, Border irregularity：不規則な輪郭, Color variegation：色調が多彩, Diameter：長径が6 mm 超, Evolving lesions：時間経過での変化, の項目よりなる ABCDE ルールが広く知られ, 悪性黒色腫を疑うべき重要な所見が網羅されている(図14). ただ ABCDE ルールは一般向けの受診促進啓蒙ツールの意味合いもあり, これに該当するが悪性黒色腫ではない病変も多々ある. 実臨床では, 色調が比較的均一で境界明瞭な悪性黒色腫もあり, こういった病変こそ誤診リスクが高いと言える. 隆起部分がありかつ辺縁に黒色調の濃い色素斑を伴う場合(図15)は, 悪性黒色腫の可能性を念頭に置く. 悪性黒色腫が考慮される場合は, 専門医へのコンサルトや生検による病理診断を検討する. なお, 今日では悪性黒色腫を疑う場合の部分生検は禁忌とはされない[6].

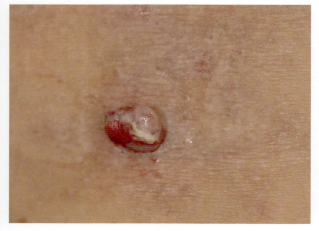

図 16.
毛細血管拡張性肉芽腫
ポリープ状隆起する有茎性の暗赤色,易出血性結節

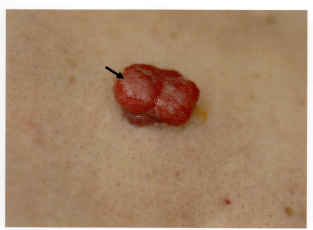

図 17.
汗孔腫は湿潤した紅色調,有茎性結節で,白色調に浸軟した上皮確認できる(矢印)のが手がかりとなる

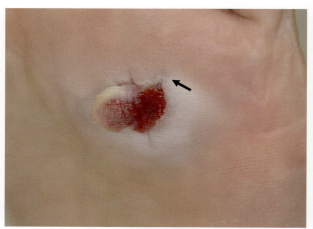

図 18. 無色素性悪性黒色腫
一見すると毛細血管拡張性肉芽腫と紛らわしいが,辺縁のわずかな褐色色素斑(矢印)が悪性黒色腫を疑うヒントである.

紅色調を呈するもの

暗赤色,鮮紅色やそれに近い明らかな紅色調を呈する皮膚病変.これらは表面平滑なことが多い.

A．毛細血管拡張性肉芽腫

外傷や薬剤などが誘因となって生じる,毛細血管が結節性増殖する病変である.肉芽腫という病名であるが,組織球が密に浸潤する病理組織学的な肉芽腫病変ではない.1〜2 cm 程度までの半球状〜ポリープ状に隆起する有茎性の鮮紅色から暗赤色結節で,容易に出血する(図 16).ドプラ聴診器やエコーで栄養動脈が確認され,診断の一助となる.

B．汗孔腫

汗管やその開口部の孔細胞が増殖する良性腫瘍である.表面が湿潤した紅色調,有茎性結節となることが多く,毛細血管拡張性肉芽腫との鑑別が問題になることがある.表面はしばしば湿潤するが,よく見ると白色調に上皮が覆っている様子が確認できることが多い(図 17).

C．無色素性悪性黒色腫

特に足底では外的刺激によって表面潰瘍化した紅色調結節となることがあり,これも臨床的に毛細血管拡張性肉芽腫と紛らわしいことがある(図 18).周囲皮膚にわずかな褐色色素斑があれば悪性黒色腫を疑うことができる.

参考文献

1）大原國章：大原アトラス3　皮膚悪性腫瘍．大原國章編，Gakken，2017.
　　Summary　皮膚悪性腫瘍の臨床像を多数収録したアトラス．

2）安齋眞一ほか：皮膚悪性腫瘍ガイドライン第3版　有棘細胞癌診療ガイドライン 2020．日皮会誌．130(12)：2501-2533，2020.
　　Summary　有棘細胞癌の臨床像や亜型，取り扱いを記載．

3）Takai, T.：Advances in histopathological diagnosis of keratoacanthoma. J Dermatol. 44：304-314, 2017.
　　Summary　ケラトアカントーマの概念や診断，取り扱いを病理組織と臨床経過の検討から論じた．

4）丹澤義一ほか：軟部肉腫に対する Unplanned Excision（無計画切除）の実態．臨床整形外科．54：712-718，2019.
　　Summary　軟部肉腫に対する無計画切除の実態と問題点を詳述した資料．

5）Goto, K., et al.：Seborrheic keratosis with malignant transformation(invasive or noninvasive squamous cell carcinoma arising in seborrheic keratosis)：a clinicopathologic and immunohistochemical study of 11 cases. Am J Dermatopathol. 44：891-899, 2022.
　　Summary　日本人における脂漏性角化症の悪性化例の case series.

6）中村泰大ほか：皮膚悪性腫瘍ガイドライン第3版　メラノーマ診療ガイドライン 2019．日皮会誌．129：1759-1843，2019.
　　Summary　悪性黒色腫の臨床像や亜型，取り扱いを記載．

◆特集/良性腫瘍マスターガイド—このホクロ大丈夫？—

先天性巨大色素性母斑
—治療戦略—

森本　尚樹*

Key Words：先天性巨大色素性母斑(giant congenital melanocytic nevus)，キュレッテージ(curettage)，自家培養表皮(cultured epidermal autograft)，ハイブリッド型植皮(hybrid-type skin grafting)，悪性黒色腫(malignant melanoma)

Abstract　先天性巨大色素性母斑に対する治療戦略について，分割切除術あるいは組織拡張器を用いた再建が実施できる場合にはこれらの方法を第1選択としている．これらで対処できない場合，キュレッテージを行うが，キュレッテージを行っても皮膚深部に母斑細胞は残存しており，肥厚性瘢痕などの合併症あるいは母斑色調の再発も経験される．このため，キュレッテージ実施後，各種レーザー治療，組織拡張器による再建術，植皮術，ドライアイス圧抵などを組み合わせることで就学前までにできるだけ母斑組織を除去することを目標としている．植皮を行う場合は頭部からの採皮を第1選択とし，広範囲に移植する場合はメッシュ植皮，MEEK植皮，および自家培養表皮との併用も積極的に行っている．また，Qスイッチルビーレーザーなどのレーザー治療，ドライアイス圧抵も有効であり，実施回数が多くなるが，顔面，手など整容性を優先される部位ではよい適応であると考えている．

先天性巨大色素性母斑とは

先天性巨大色素性母斑(giant congenital melanocytic nevus；GCMN)は先天性色素性母斑の中で，成人時に直径20 cm以上(1歳時点での目安は体幹で6 cm，頭部・顔面では9 cm以上)となるものとの定義が広く用いられている[1)2)]．GCMNでは，悪性黒色腫が数％程度で発生するとされているが[3)]，一方でGCMNを経過観察した場合，成人以降は年齢とともに色調が薄くなることが報告されている[4)]．中枢神経系の軟膜(髄膜)メラノーシスを合併する神経皮膚黒色症についてもまとまった報告は少ないが，京大病院で手術を行った先天性色素性母斑患者38症例中12症例，31.6％に合併が見られ，中枢病変合併に関与する因子としては，母斑の存在部位(頭部，背部，側腹部)，母斑の大きさ，サテライト病変の数，皮膚病変の性状(rugosityおよびnodules)が挙げられた[5)]．ただし，水頭症，てんかんなどの中枢神経症状を示す患者の割合は10％程度とされており，当院においてもこれまですべての先天性色素性母斑患者の中で2例のみてんかん症状が見られた．

先天性色素性母斑
(巨大色素性母斑を含む)の治療戦略

PEPARS No.194(2023年2月発行)で色素性母斑の外科的治療戦略について述べた．キュレッテージの関連した手技の詳細，高静水圧殺細胞装置を用いた新規治療[6)7)]についても記載しているので参考にしていただきたい．現在も外科的治療戦略に変更はないため，本稿では，外科的治療以外の方法を加え，現在実施している先天性巨大色素性母斑に対する治療戦略を述べる．

現在実施している外科的治療以外の色素性母斑治療として，当院では炭酸ガスレーザー(Acu-Pulse：ルミナス・ビー ジャパン)による焼灼，Q

---

* Naoki MORIMOTO，〒606-8507　京都市左京区聖護院川原町54　京都大学大学院医学研究科形成外科学，教授

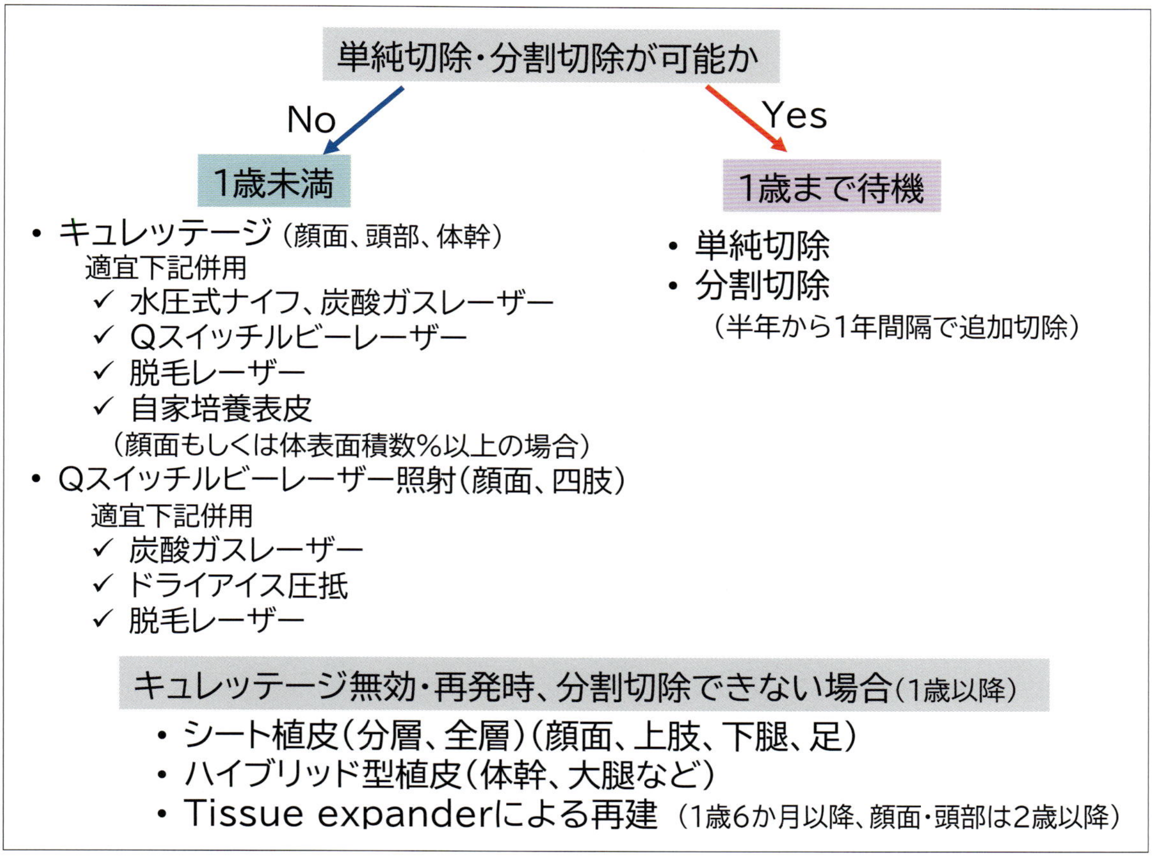

単純切除・分割切除が可能か

No　→　1歳未満

Yes　→　1歳まで待機

1歳未満

- キュレッテージ（顔面、頭部、体幹）
  適宜下記併用
  - ✓ 水圧式ナイフ、炭酸ガスレーザー
  - ✓ Qスイッチルビーレーザー
  - ✓ 脱毛レーザー
  - ✓ 自家培養表皮
  （顔面もしくは体表面積数%以上の場合）
- Qスイッチルビーレーザー照射（顔面、四肢）
  適宜下記併用
  - ✓ 炭酸ガスレーザー
  - ✓ ドライアイス圧抵
  - ✓ 脱毛レーザー

1歳まで待機

- 単純切除
- 分割切除
  （半年から1年間隔で追加切除）

キュレッテージ無効・再発時、分割切除できない場合（1歳以降）
- シート植皮（分層、全層）（顔面、上肢、下腿、足）
- ハイブリッド型植皮（体幹、大腿など）
- Tissue expanderによる再建（1歳6か月以降、顔面・頭部は2歳以降）

図 1. 先天性巨大色素性母斑患者の治療方針

スイッチルビーレーザー（The Ruby Z1 Nexus：（株）ジェイメック）による色素除去，ドライアイス圧抵，さらに減毛用レーザー（GentleMax Pro：シネロン・キャンデラ（株）），針脱毛器（電気手術器：（株）ニドー）を有毛性母斑の脱毛に用いている．最近ピコセカンドレーザー（PicoWay：シネロン・キャンデラ（株））も導入したが，臨床使用はこれからである．外科的治療の利点としては，侵襲が大きく，手術瘢痕を残すが，色素性母斑を完全に除去できることである．手術治療以外の方法は，侵襲が小さく，手術瘢痕を残すことなく外観を改善できることが利点であるが，母斑細胞を完全に除去することは困難で，複数回の処置が必要であり，場合によっては10回以上の処置を行っても改善しないこともある．また，治療方法が標準化されておらず，術者の経験に頼ることが多い治療であることも課題である．

外科的治療についても標準化されているとは言い難く，また，外科的治療を行っても皮下組織（脂肪，筋肉など）に母斑細胞が残存することもあり，GCMNを完全に切除できないこともある．これらを踏まえ，当院で行っているGCMNの基本的な治療方針を図1に示す．GCMNの外科的治療は，母斑細胞を完全に除去することであるが，困難な場合はGCMNとは言えない大きさまで母斑を切除することを目標としている．単純切除術，分割切除術は1歳以降，組織拡張器（tissue expander；TE）を用いた再建術は1歳半以降（頭部，顔面は2歳以降）に行う．植皮術を行う場合は，全層植皮が望ましいが，全層植皮で対応できない大きさの母斑には，数回以上皮膚採取が可能な頭部からの分層シート植皮を行うことを基本として，メッシュ植皮やMEEK法による拡大自家植皮，必要に応じて自家培養表皮を組み合わせたハイブリッド法

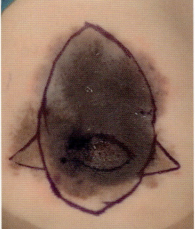

図 2.
背部 GCMN. 分割切除症例
a：初回切除前（11 か月）
b：切除デザイン
c：縫縮後
d：2 回目切除前（1 歳 11 か月），残存している病変を切除，縫縮した．
e：切除後
f：4 歳 5 か月時

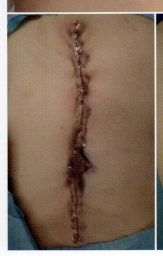
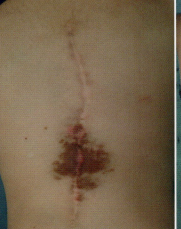
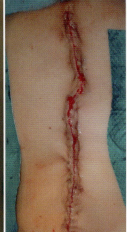
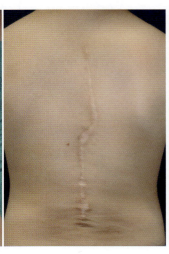

を行っている[8]．

顔面，上下肢（特に前腕，手，下腿，足）は整容性が重視される部位であり，各種レーザー治療，ドライアイス圧抵を優先してもよいと考えている．1 歳未満の症例，特に生後 8 か月未満の症例については，キュレッテージを積極的に行っているが，殿部，上腕，大腿，胸部，腹部などでは肥厚性瘢痕が生じやすいため，注意が必要である．顔面についても，前額部は皮膚が厚いためキュレッテージ後の肥厚性瘢痕が生じることは少なく，レーザー照射，脱毛処理などで整容的に良好な結果が得られるが，頬部では TE による再建を行うことが多くなる．また，眼瞼，鼻部などの母斑は TE を用いた再建術が困難な部位であり，レーザー照射，ドライアイス圧抵などを繰り返すことが多い[9]．

自家培養表皮について

自家培養表皮（ジェイス®，（株）ジャパン・ティッシュエンジニアリング）は，色素性母斑切除後の上皮化を促進する目的で使用している．我々の症例で，自家培養表皮をキュレッテージ後の創面に用いた場合，上皮化までの日数が 1 週間程度早くなると報告している[8]．真皮が欠損した創面に自家培養表皮を用いても上皮化は期待できないため，色素性母斑を全層で切除した場合にはメッシュ植皮あるいは MEEK 法などのハイブリッド植皮が必要となる．高静水圧処理を用いた母斑組織の不活化は，母斑組織中の細胞をすべて死滅処理し，真皮再構築に用いる新規治療法である．これまでに実施した臨床研究，医師主導治験で不活化母斑と自家培養表皮を用いて，母斑細胞

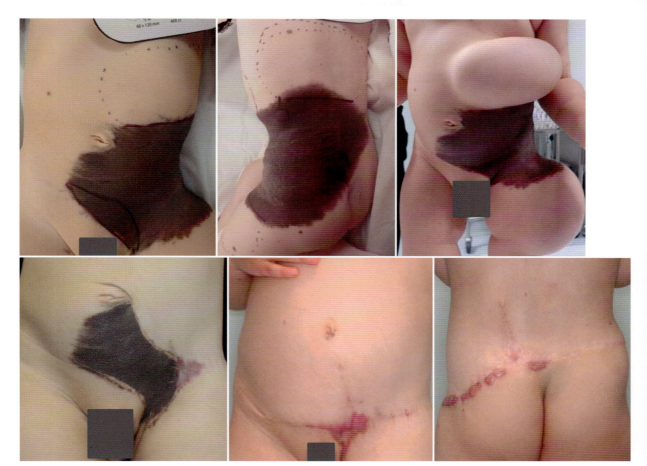

図 3. 左下腹部，腰部，殿部 GCMN．TE を用いた切除症例
a：腹部（TE 挿入前，1 歳 6 か月）
b：左腰部から殿部（TE 挿入前）合計 3 個 TE を挿入した．
c：TE 注入終了時（1 歳 9 か月）
d：左下腹部の残存母斑追加切除（2 歳 4 か月）
e：腹部の瘢痕（切除後 6 か月：2 歳 10 か月）
f：腰部，殿部の瘢痕（切除後 6 か月：2 歳 10 か月）

を含まない皮膚再生が可能であることを示した[6)7)]．不活化母斑の生着が安定しないこと，再生皮膚の拘縮，などの課題もあるが，保険診療で実施できるようになれば有用な治療法になると期待している．

症例提示

GCMN の治療手技ごとの代表的な症例を提示する．

1．分割切除症例（図 2）

背部 GCMN（12 cm×10 cm）分割切除を行った．11 か月時に 1 回目切除，1 歳 11 か月時に 2 回目の切除を行った．2 回目切除後 2 年後，長い瘢痕が残存しているが，瘢痕は成熟している．

2．Tissue expander（TE：組織拡張器）による再建症例（図 3）

左下腹部から腰部，殿部の GCMN に対して，TE を用いた再建手術を行った．合計 3 個の TE を挿入し，3 か月後に TE を抜去し，母斑切除術を実施した．左下腹部に母斑が残存したが，これは追加切除を行い，すべての GCMN を切除した．今後，必要に応じて瘢痕切除を実施する予定である．

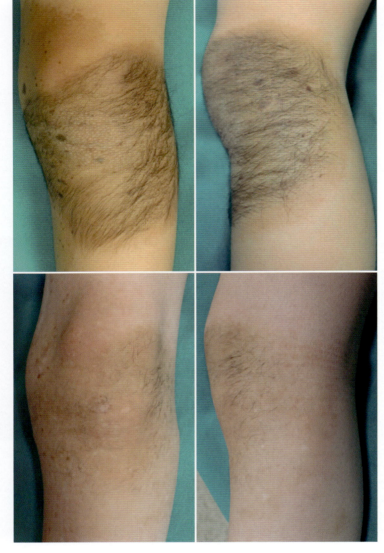

図 4.
左下肢有毛性 GCMN．レーザー治療症例
　a：左膝関節前面（初診時：4 歳）
　b：左膝関節側面（初診時：4 歳）
　c：左膝関節前面（7 歳）
　d：左膝関節前面（7 歳）

3．レーザー治療症例（図 4）

　左膝関節周囲の GCMN に対し，4 歳～7 歳までに間に，全身麻酔下で 4 回，外用局所麻酔剤を用いた減毛用レーザー（GentleMax Pro）照射 2 回を行った．全身麻酔時には，小母斑は炭酸ガスレーザー（AcuPulse）による焼灼，脱毛は減毛用レーザー照射あるいは針脱毛器による脱毛も実施した．Q スイッチルビーレーザー（The Ruby Z1 Nexus）による色素除去も同時に実施した．7 歳時には色調は改善し，減毛効果も確認できた．

4．キュレッテージおよびハイブリッド植皮症例（MEEK 法）（図 5）

　背部の有毛性 GCMN に対して，7 か月時にキュレッテージおよび自家培養表皮移植を行ったが，3 か月後には母斑の再発が見られた．このため，1 歳 2 か月時に，背部 GCMN の左側半分の母斑全層切除，人工真皮を用いた二期植皮術を行った．採皮は頭部から 0.3 mm 厚で採取を行い，4 倍 MEEK 植皮を行った．植皮後 7 日目にキャリアシートを除去し，その際に自家培養表皮移植を追加した．右半分にも同様の植皮を行った（1 歳 7 か月時）．2 回目の植皮 1 年後，植皮片は成熟している．

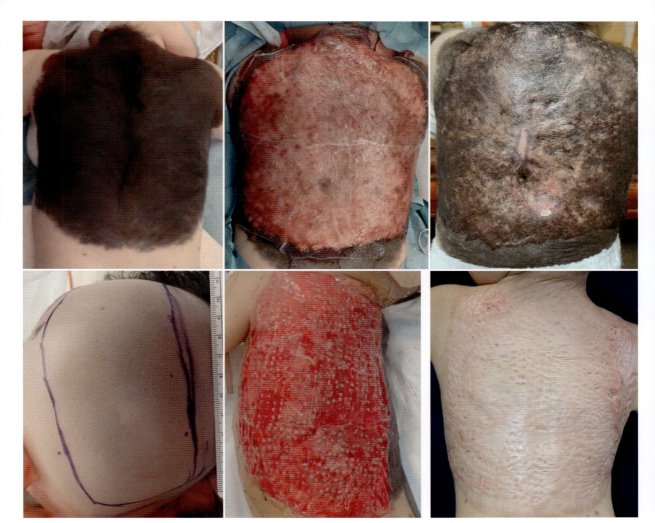

|a|b|c|
|d|e|f|

図 5. 背部有毛性 GCMN. ハイブリッド植皮症例（MEEK 植皮と自家培養表皮併用）
a：背部有毛性 GCMN（キュレッテージ前，7 か月）
b：キュレッテージ終了，自家培養表皮移植後
c：背部全体に母斑の再発が見られた（10 か月）．
d：左背部への MEEK 植皮，頭部から分層採皮を行った（1 歳 2 か月）．
e：MEEK 植皮 7 日後にキャリアシートを除去し，自家培養表皮を移植した．
f：右背部への MEEK 植皮終了後 1 年（2 歳 7 か月）

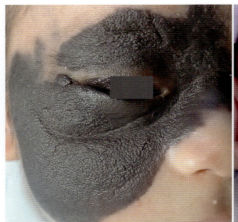
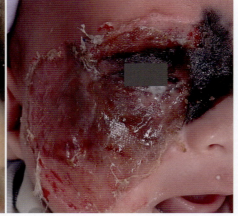
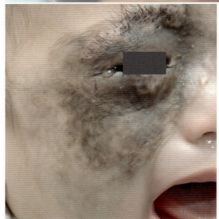

a	b
c	

図 6.
右頬部,上下眼瞼,鼻背部 GCMN. キュレッテージおよびドライアイス圧抵,レーザー治療症例
 a:キュレッテージ前(3 か月)
 b:キュレッテージ,自家培養表皮移植 5 日後
 c:残存した母斑に対し,ドライアイス圧抵,減毛レーザー,Q スイッチルビーレーザー照射 4 回施行後(2 歳)

5. キュレッテージおよびドライアイス圧抵,レーザー治療症例(図 6)

　右頬部,上下眼瞼,鼻背部 GCMN に対し,3 か月時にキュレッテージおよび自家培養表皮移植を行った.自家培養表皮の生着は良好であったが,色調の再発が見られたため,ドライアイス圧抵および減毛用レーザー照射,Q スイッチルビーレーザー照射を 4 回実施した.まだ母斑の色調の残存は見られるが,肥厚性瘢痕も目立たず,良好な結果が得られている.今後,治療を継続する予定である.

さいごに

　GCMN に対する外科的治療およびそれ以外の治療法は,本稿で述べたように確立されているとは言い難い状況である.今後期待される新規治療法としては,我々が開発している高静水圧殺細胞装置を用いた皮膚再建方法[6)7)],あるいは悪性腫瘍から良性腫瘍(神経皮膚線維腫症)まで適用が広がってきた分子標的治療がある[10)].また,各種レーザー治療も進歩している.これらの状況を把握し,母斑組織をできるだけ切除しつつ,手術瘢痕にも留意し,外観上の改善を得ることを目標に治療を進めるのがよいと考えている.

参考文献

1) Turkmen, A., et al.：Comparison of classification systems for congenital melanocytic nevi. Dermatol Surg. **36**：1554-1562, 2010.
2) Arad, E., Zuker, R. M.：The shifting paradigm in the management of giant congenital melanocytic nevi：review and clinical applications. Plast Reconstr Surg. **133**：367-376, 2014.

3) Vourc'h-Jourdain, M., et al. : Large congenital melanocytic nevi : therapeutic management and melanoma risk : a systematic review. J Am Acad Dermatol. **68** : 493-8. e1-14, 2013.

4) Polubothu, S., Kinsler, V. A. : Final congenital melanocytic naevi colour is determined by normal skin colour and unaltered by superficial removal techniques : a longitudinal study. Br J Dermatol. **182**(3) : 721-728, 2020.

5) Takiya, M., et al. : Incidence of neurocutaneous melanosis in Japanese pediatric patients with congenital melanocytic nevi. Sci Rep. **13**(1) : 16442, 2023.

6) Yamanaka, H., et al. : A high-hydrostatic pressure device for nevus tissue inactivation and dermal regeneration for reconstructing skin defects after giant congenital melanocytic nevus excision : a clinical trial. Regen Ther. **24** : 167-173, 2023.

7) Morimoto, N., et al. : A novel treatment for giant congenital melanocytic nevi combining inactivated autologous nevus tissue by high hydrostatic pressure and a cultured epidermal autograft : first-in-human, open, prospective clinical trial. Plast Reconstr Surg. **148**(1) : 71e-76e, 2021.

8) Morimoto, N., et al. : Cultured epithelial autografts for the treatment of large-to-giant congenital melanocytic nevus in 31 patients. Regen Ther. **18** : 217-222, 2021.

9) Masuno, H., et al. : Additional treatments after curettage of congenital melanocytic nevi in the craniofacial region, a report from a single center in Japan. J Plast Reconstr Aesthet Surg. **98** : 122-130, 2024.

10) Tchernev, G., et al. : Giant congenital melanocytic nevus(GCMN)—a new hope for targeted therapy? Open Access Maced J Med Sci. **5**(4) : 549-550, 2017.

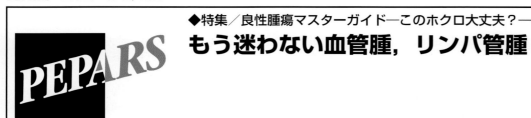

◆特集/良性腫瘍マスターガイド―このホクロ大丈夫?―
もう迷わない血管腫,リンパ管腫

片岡　美紗* 渡邊　彰二*

Key Words: 乳児血管腫(infantile hemangioma), 先天性血管腫(congenital hemangioma), カポジ肉腫様血管内皮腫(kaposiform hemangioendothelioma), カサバッハ・メリット現象(Kasabach-Merritt phenomenon), リンパ管奇形(lymphatic malformation)

Abstract 　血管腫・リンパ管腫は,乳児血管腫を代表とし乳幼児期に紹介されることが多い疾患である.乳児血管腫といった遭遇する頻度が多い疾患からカポジ肉腫様血管内皮腫といった稀な疾患まで,疾患により発症率は大きく異なるものの,その種類は多岐にわたり診断に苦慮する場合がある.また治療についても,保存的に経過観察が可能なものや,早期に治療介入が必要なもの,生涯にわたりコントロールが必要なものなど様々なケースがある.さらに疾患によっては合併症の検索が必要な場合があり,複数の診療科との連携が必要となることも少なくない.
　今回,乳児血管腫,先天性血管腫,カポジ肉腫様血管内皮腫,リンパ管腫を中心に,それぞれの疾患の特徴や診断,評価,治療,実臨床での要点まとめた.

乳児血管腫
(infantile hemangioma ; IH)

1．概　要

　IH は乳児期で最も頻度が高い腫瘍の1つで,日本人の発症率は 0.8~1.7% とされる.生後数週で出現し,1.5 歳頃まで増大する時期(増殖期)を経て,5 歳頃までに消退(退縮期)するが,経過は個体差が大きい[1].

　欧米では表在型(superficial type)・深在型(deep type)および混合型(mixed type)といった分類が一般的だが,本邦では局面型・腫瘤型・皮下型とそれらの混合型という分類もされる.

2．診　断

　外観は皮下に発生した場合は strawberry appearance,深部発生では blue appearance を呈する.多くの症例では視診により診断が可能であるが,深在病変では鑑別のため画像検査が必要となる(図1).

　頭頸部領域に 5 cm 以上の IH がある時は,頭蓋内奇形や心血管奇形,眼奇形を伴う PHACE syndrome を疑う必要がある.また併存疾患によっては後述の β 遮断薬の使用が困難な場合もあるため,他科との連携が必要である.5 か所以上の IH がある症例では,びまん性新生児血管腫症(diffuse neonatal hemangiomatosis ; DNH)を疑う必要がある.DNH は皮膚を含む3臓器以上に血管腫が多発し,部位は皮膚に次いで肝臓,中枢神経,消化管,肺に多いとされる[2].超音波検査で内臓実質臓器の検索を行う必要がある.

3．治　療

A．β 遮断薬

　機能障害(眼周囲 IH による弱視,口唇 IH による摂食障害,耳介 IH による難聴など)および生命を脅かす合併症(肺 IH や気道 IH による呼吸困難など)が考えられる場合(図2),β 遮断薬内服が選

---

* Misa KATAOKA, 〒330-8777　さいたま市中央区新都心 1-2　埼玉県立小児医療センター形成外科, 医員
* Shoji WATANABE, 同センター, 副病院長

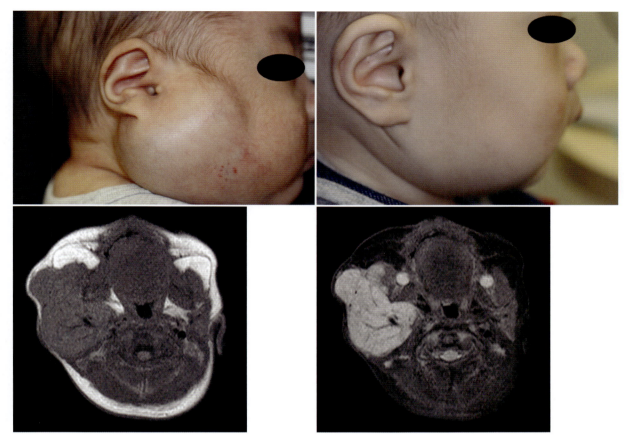

図 1. 耳下腺内 IH
耳前部の皮下腫瘤として紹介され，MRI で耳下腺内 IH と診断し，生後 2 か月から 1 歳まで β 遮断薬内服療法を行った．
　　a：生後 1 か月，右側面　　b：生後 9 か月，右側面
　　c：MRI T1 強調画像　　　 d：MRI T2 強調画像

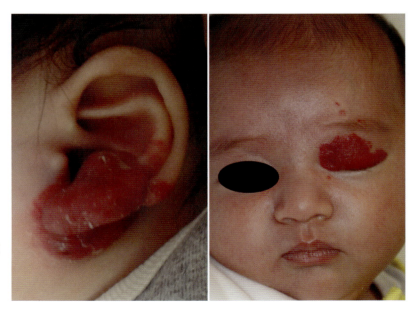

図 2.
β 遮断薬治療を考慮すべき IH
　a：耳介 IH
　b：眼瞼 IH

択される．β遮断薬に関する有害事象としては低血糖，徐脈，低血圧，気管支痙攣，および電解質障害などが挙げられる[3]．β遮断薬内服療法は，生後6か月未満で治療を開始すると効果が高く，生後12～15か月未満の間に治療を終了すると再増大のリスクが低くなる可能性がある．生後5週未満の児に対する治療の優位性は明らかではない[1]．海外ではβ遮断薬の外用剤の使用報告もあり，経口投与より効果は低いが安全で，特に表在型IHにおいて有用とされる[3]．β遮断薬内服療法の適応についてはHemangioma Severity Scale（HSS）（表1）が有用である．カットオフ値が6以下（プロプラノロールの治療適応なし）および11以上（治療適応あり）の場合，感度は94％，特異度は89％との報告がある[4]．

プライマリ・ケアにおける高リスクIHの評価スコアとしては，HSSよりも専門的な知識が不要で評価時間が短縮できるInfantile Hemangioma Referral Score（IHReS）が有用との報告がある[5]．

B．色素レーザー

表在型IHの治療で有効である．β遮断薬内服療法との併用も有効である．

4．実臨床での注意点

実臨床において悩む点は，β遮断薬を導入するかどうかである．前述のHSSによる評価以外のポイントとして以下が挙げられる．

耳や下口唇，頸部，腋窩，陰部は潰瘍化する場合が多い．一度潰瘍化してしまうとレーザー治療はできず，創部からの出血や浸出液に対する日々のケアにも難渋する場合が多い．上記部位においては特に早期のβ遮断薬開始が検討される．また特に外耳道を閉塞するようなIHでは，外耳道炎による掻痒で掻破してしまい潰瘍が長引く場合があり，日頃から家族に綿棒などで外耳道内を丁寧にケアするよう指導することも大切である．初期からみずみずしい外観を呈するものは腫瘍型になることが多く，血管腫の赤色皮膚表面が乾燥して一部痂皮形成を示すようなケースは潰瘍化のリスクが高い．

先天性血管腫
（congenital hemangioma；CH）

1．概　要

発生頻度を記載した文献は見当たらないが，男女比は1：1とされる．

出生時が最大となる血管腫で，1歳ごろまでに自然退縮するrapidly involuting congenital hemangioma（RICH），部分的に退縮して残存するpartially involuting congenital hemangiomas（PICH），退縮しないnon-involuting congenital hemangiomas（NICH）に分類される．巨大な病変では一過性の血小板減少や消費性凝固障害，さらには心負荷による心不全をきたすことがあるが，頻度は少ない．また血小板減少は一過性とされる[6]．

2．診　断

外観は，表面は紅色を呈する皮下腫瘤や，蒼白な病変内に毛細血管拡張による多数の紅色が混在するものなどがあり，特徴的な所見としては辺縁の蒼白の輪郭（pale halo）が挙げられる．画像検査は乳児血管腫と似るが，超音波検査，MRIともに，より不均一で境界不明瞭とされる．Venous lake，血管拡張，石灰化，その他に動静脈のシャントが見られることもある[6]．病理組織学的には乳児血管腫と異なりGLUT-1は陰性である．

3．治　療

RICHでは基本的に経過観察されるが，巨大病変で血小板減少や出血，心不全などの合併症を生じている場合には手術や塞栓療法を行う場合もある．NICHについては主に整容的な面からの切除が検討される[1]．

カポジ肉腫様血管内皮腫
（kaposiform hemangioendothelioma；KHE）

1．概　要

KHEは，1993年にZukerbergらによって，局所浸潤性増殖，重篤な経過，および「限局性カポジ肉腫様外見」から，乳児血管腫（IH）とは異なる疾患として初めて定義された．発生率は10万人小児

表 1. Hemangioma Severity Scale

11 以上が β 遮断薬内服の適応，6 以下であれば適応はなしとしている．

臨床像		条　件	点数設定	当該患者点数
Ⅰ：血管腫の大きさ（長径）	顔面・耳介部	1 cm 以下	1	
		1 cm より大きく 5 cm 以下	2	
		5 cm より大きく 10 cm 以下	3	
		10 cm より大きく 20 cm 以下	4	
		20 cm より大きい	5	
	顔面以外（頭皮・頚部を含む）	5 cm 以下	1	
		5 cm より大きく 15 cm 以下	2	
		15 cm より大きい	3	
Ⅱ：発生部位	四肢・体幹	粘膜（口唇粘膜を含む）	1	
		肛囲・以下を除く四肢・体幹	1	
		乳房部	2	
		陰部・肛門周辺・会陰部	3	
		腰仙骨部	2	
	頭皮・頚部	頭皮・頚部	2	
	顔面・耳介部	中心から離れた顔面	3	
		顔面中心部（口囲・鼻尖部除く）	5	
		鼻尖部・白唇・赤唇上皮部・眼窩内を含む眼瞼周囲・耳介	6	
Ⅲ：発生部位近隣の構造異常を誘発するリスク		リスクなし	0	
		顔面にあって長径 5 cm 以上	6	
		腰仙骨部中心線上にあって 2.5 cm 以上	5	
		陰部・肛門周囲・会陰部にあり区域（segmental）型	5	
Ⅳ：診察時に存在する合併症		合併症なし	0	
		感染あり（細菌）	1	
		潰瘍	2	
		哺乳困難	2	
		斜頚	2	
		軟骨変形/軟骨破壊	3	
		気道を含んでいる	3	
		視野に存在	3	
		甲状腺機能低下	2	
		貧血	2	
		うっ血性心不全	2	
		消化管出血	2	
		肝機能障害	2	
Ⅴ：疼　痛		なし	0	
		軽度・間欠的 and/or 疼痛対策の投薬を必要としない	1	
		中等度 or 薬局 OTC で疼痛対策の投薬が必要なレベル	2	
		強度 or 医師が処方するレベルの疼痛薬が必要	3	
		疼痛コントロールのために入院が必要	4	
Ⅵ：見た目が悪くなりそうなリスク	顔面・耳介部	リスクなし	0	
		皮膚の質感が少し悪い・毛細血管拡張残存	2	
		線維脂肪織の残存 解剖学的ランドマークの変形を伴わない瘢痕形成	3	
		正常解剖学的ランドマークの変形が永久に残る	4	
	顔面以外（頭皮・頚部を含む）	リスクなし・皮膚の質感が少し悪い・毛細血管拡張残存	0	
		線維脂肪織の残存 解剖学的ランドマークの変形を伴わない瘢痕形成	1	
		正常解剖学的ランドマークの変形が永久に残る	2	
			合計	

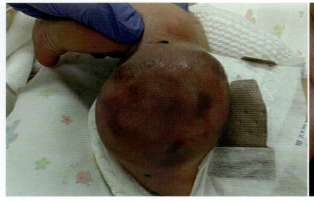
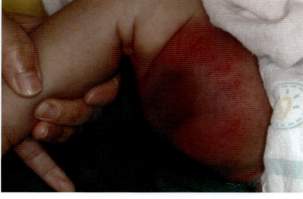

a．CH
生後 1 日．触診で比較的柔らかい腫瘤を触れる．

b．KHE
生後 2 か月．触診で硬い腫瘤を触れる．

図 3．大腿部の CH と KHE の比較

あたり 0.071 人と推定され，やや男性優位とされる．約半数は生下時に存在し，多くは 1 歳までに発症する[7]．

KHE でカサバッハ・メリット現象（Kasabach-Merritt phenomenon；KMP）を生じるのは 42～71％とされる．KMP は，血管腫瘍である KHE と房状血管腫（tufted angioma；TA）のみに合併する消費性凝固障害と低フィブリノゲン血症，深在性血小板減少と定義される．直径 8 cm 以上の巨大な先天性 KHE や，胸腔内および後腹膜病変では特に KMP を発症しやすいとされる[7]．

2．診　断

KHE の症状は紅斑性丘疹，結節，紫色の硬結腫瘍まで様々な単発性の皮膚所見を呈する．皮膚所見がないものも約 12％あるとされる[7]．

画像検査は，小さい表在性の病変に対しては超音波検査が選択されるが，深部病変の場合もあるため MRI が第 1 選択となる．いずれの検査でも，胸壁や腹壁の皮下から筋を越えて胸腔内や後腹膜へ広がるなど，複数の組織間を越えて浸潤するのが特徴的である[6]．生検は診断のゴールドスタンダードであり，可能かつ安全であれば実施すべきだが，重度の KMP を有する KHE では，生検が不可能なことや推奨されない場合がある．

前述の CH は特に新生児期には KHE によく似ていることがあるが，CH は生後進行性の増殖を示さない．対照的に，KMP を発症した KHE 腫瘍は，生後数日/数週間/数か月で増大し，紫斑を呈するようになる．また CH に伴う凝固障害は出血の問題を伴わず，1～2 週間で自己消失する傾向がある[2]．

3．治　療

KMP に対する治療はまだ確立されていないが，近年の報告では特に重篤な患者においては，シロリムスとコルチコステロイドの併用が推奨されている[8]．

KMP の活動期に KHE を選択的に切除することは出血や凝固障害悪化のリスクが高く勧められないが，直径 8 cm 以下の KHE は血小板減少を引き起こす可能性が低いとの報告もあり，血小板数が正常で，範囲が限定的な臓器病変のない KHE では，経過観察や手術が選択される場合もある[7]．また，内科的治療抵抗例，もしくは内科的治療が奏効するまで待機不能な症例で手術が有効であった報告もある[9]．

4．実臨床での注意点

実臨床で悩む点は CH か KHE かの鑑別である．慎重な経過観察はもちろんだが，KMP を発症する KHE では初期から色調が紫色で非常に硬い腫瘤である場合が多い（図 3）．そのような所見を認めた場合には早期に他科と連携し精査検討する．

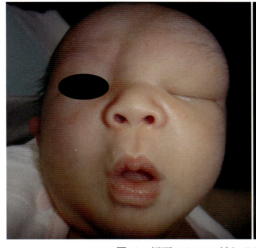
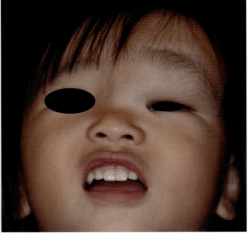

図 4. 顔面の LM に対し FOSS 法が有効であった症例
a：術前
b：頭皮でリンパ管静脈吻合を施行後 2 年．開瞼が得られている．

リンパ管奇形
(lymphatic malformation；LM)

1．概　要

LM の発生率は 1,000～5,000 出生に 1 人と推定され，性差，遺伝性は認めない[1]．多くは先天性に発生する大小のリンパ嚢胞を主体とした腫瘤性病変であり，腫瘍性細胞増殖を示さず生物学的にはリンパ管の形成異常と考えられている．ISSVA 分類では嚢胞径 1 cm を境界として macrocystic と microcystic，そしてその混合型の 3 種に分けられる．

正常なリンパ管の分布する全身のどこにでも発生し得るが，頚部（縦郭）が最も多く 70～80％，次に腋窩が 20％ とされる[10]．

頚部・舌・口腔・縦隔病変では気道狭窄のリスクがあり，気管切開を要する場合もある．また腋窩や腹腔内，四肢など，部位により，様々な運動・機能障害を生じる．どの部位の病変においても，経過中に内部に感染や出血を起こすことがあり，炎症を繰り返す症例がある．特に手掌や足底など運動時に強い衝撃がかかる部位では炎症や疼痛が頻繁に見られる．

広範囲かつ浸潤性がある病変の場合，治療困難であることが多く，機能的・整容的に大きな障害を生じるため，出生直後から生涯にわたり療養を要する．

2．診　断

皮膚は正常～やや青い色調で macrocystic では弾性軟～弾性硬，microcystic では弾性硬である．皮膚や粘膜にリンパ管病変が及ぶ場合は集簇性丘疹がカエルの卵状を呈する．

超音波検査では嚢胞内は通常無～低エコーを示すが，感染や出血をしている場合は，内部が様々な輝度を呈し，二相性を呈することもある[1]．MRI では T2 強調画像，STIR 像で高信号，T1 強調画像で低信号を示し，複数の組織に浸潤性に存在する．嚢胞壁には，僅かな造影効果が見られる場合もあるが，嚢胞腔内には造影効果を呈さず，この点が静脈奇形との鑑別となる．

頚部や腋窩の可動性の乏しい病変は縦隔内に連続している可能性があり呼吸障害発生のリスクがあるため，超音波検査だけでなく MRI や CT などでの評価が検討される．

3．治　療
A．硬化療法

後述の外科的切除と並ぶ代表的治療である．Macrocystic には 90％ 以上の症例で有効だが，microcystic や混合型では効果は限定的である[10]．

B．外科的切除

限局性で境界明瞭な場合によい適応である．また microcystic では硬化療法が無効であることが多く，切除術の方が有効とされる．しかし一方で，頭頚部における切除術は，神経障害が 8～15％，再発が 46％と合併症が高いとの報告もある[11]．切除以外ではリンパ流に基づいた超微小血管吻合術（flow oriented super-micro surgery；FOSS 法）が難治性 LM に対して低侵襲で有効な場合がある（図 4）[12]．

C．内科的治療

越婢加朮湯，黄耆建中湯が腫瘍を縮小したとの報告がある[13]．

2021 年 9 月には難治性 LM が mTOR 阻害薬（シロリムス）内服療法の適応疾患として承認された．頭頚部の LM の小児の 91％以上が，シロリムス治療に反応したとの報告があり，特に microcystic や混合型よりも macrocystic で，高齢患者より若年患者でシロリムスがよく反応するとされる[14]．また外科的な減量手術を行う場合おいても，事前にシロリムス投与を行った症例では術野のリンパ漏出，解剖学的ランドマークの同定のしやすさ，創傷治癒，ドレーン抜去までの期間といった点で非投与例よりも改善を認めたとの報告がある．今後さらなる症例の蓄積や研究の進歩が期待される．

4．実臨床での注意点

実臨床で悩む点はいつどのような治療介入を行うかである．特に小児では普段本人の訴えがない場合も多い．しかし感染や出血を契機に急激に症状が変化することがあり，普段無症状であっても気道狭窄のリスクが高い部位の病変については特に早期の治療介入を検討すべきである．また舌のリンパ管奇形では感染する例が多いため，日頃の口腔ケアの指導も必要である．

参考文献

1) 難治性血管腫・脈管奇形・血管奇形・リンパ管腫・リンパ管腫症および関連疾患についての調査研究班：血管腫・脈管奇形・血管奇形・リンパ管奇形・リンパ管腫症診療ガイドライン 2022 第 3 版，2023.
2) Lopriore, E., et al.：Diffuse neonatal haemangiomatosis：new views on diagnostic criteria and prognosis. Acta Paediatr. **88**：93-97, 1999.
3) Macca, L., et al.：Update on treatment of infantile hemangiomas：What's new in the last five years?. Front Pharmacol. **13**：879602, 2022.
4) Moyakine, A. V., et al.：Use of the hemangioma severity scale to facilitate treatment decisions for infantile hemangiomas. J Am Acad Dermatol. **77**：868-873, 2017.
5) Qiu, T., et al.：Analysis of therapeutic decisions for infantile hemangiomas：a prospective study comparing the hemangioma severity scale with the infantile hemangioma referral score. Children(Basel). **28**：1851, 2022.
6) 市田和香子ほか：脈管性腫瘍と mimics の画像診断．画像診断．**41**：1208-1220，2021.
7) Gruman, A., et al.：Kaposiform hemangioendothelioma without Kasabach-Merritt phenomenon. J Am Acad Dermatol. **52**：616-622, 2005.
8) Ji, Y., et al.：Sirolimus for the treatment of progressive kaposiform hemangioendothelioma：A multicenter retrospective study. Int J Cancer. **141**：848-855, 2017.
9) 白石万紀子ほか：出生直後よりカサバッハ・メリット現象を呈し，緊急手術が奏功したカポジ型血管内皮腫の 1 例．形成外科．**66**：215-222, 2023.
10) 鈴木健斗ほか：リンパ管奇形．皮膚科．**4**：667-672，2023.
11) 臼井秀仁ほか：リンパ管形成と形成異常 リンパ管奇形（リンパ管腫）治療と研究の取り組み，そのジレンマ．リンパ学．**45**：80-84，2022.
12) Kato, M., et al.：Flow-oriented Venous Anastomosis to Control Lymph Flow of Lymphatic Malformation. Plast Reconstr Surg Glob Open. **7**：e2199, 2019.
13) 佐藤英章ほか：リンパ管腫に対する漢方治療 越婢加朮湯の使用経験．小児外科．**48**：1294-1297, 2016.
14) Wiegand, S., et al.：Efficacy of sirolimus in children with lymphatic malformations of the head and neck. Eur Arch Otorhinolaryngol. **279**：3801-3810, 2022.

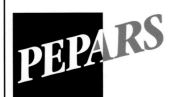

◆特集／良性腫瘍マスターガイド―このホクロ大丈夫？―
手の良性腫瘍
―診断から切り方・とり方まで―

小野 真平*

Key Words：手(hand)，良性腫瘍(benign tumor)，皮膚切開線(skin incision line)，Bruner切開(Bruner's incision)，側正中線切開(midlateral line incision)

Abstract 手の良性腫瘍は日常診療で頻繁に遭遇するものの，その診断や治療に不慣れな形成外科医も少なくない．他部位と比較して複雑な解剖と手外科という独立診療科の存在が，形成外科医に苦手意識を抱かせる要因の1つと考えられる．本稿では，総論で手の良性腫瘍に関連した治療の原則を，各論で診療機会の多い腫瘍の概要，診断，治療計画，手術手順，術後ケアを解説する．手の腫瘍摘出術は，① 皮膚切開，② 腫瘍摘出，③ 閉創の3ステップからなるが，各ステップでの根拠に基づく手技の選択が治療成績に大きく影響を与える．特に，皮膚切開線のデザイン，適切な層を同定した上でのatraumaticな剝離操作，各部位の皮膚特性に応じた縫合技術の選択が重要であり，術後の異常瘢痕や拘縮リスクの低減に寄与する．本稿が形成外科医の手外科への苦手意識克服の一助となることを期待する．

はじめに

手の良性腫瘍は日常診療で頻繁に遭遇する疾患であるが，その診断や治療に不慣れな形成外科医も少なくない．手の解剖は他部位と比較して複雑であり，また手外科という独立した診療科が存在することが，形成外科医が手の治療に対して漠然とした苦手意識を抱く一因となっているのかもしれない．

手の良性腫瘍の手術は，① 皮膚を切開し，② 腫瘍を摘出し，③ 閉創するというシンプルな3ステップから構成される．しかし，各ステップにおいて原則を理解し，根拠に基づいた手技を実践するかしないかで，術後の治療成績に整容面および機能面で大きな差が生じる．

本稿では，総論で手の良性腫瘍の治療における原則を述べ，各論で日常診療で遭遇する代表的な手の良性腫瘍を列挙し，それぞれの概念，診断，治療計画，手術計画，術後ケアを解説する．本稿が形成外科医が手外科に対する苦手意識を克服する一助となれば幸いである．

総論

1．手の各部位における皮膚特性

手の手術における皮膚切開線は，上級医のデザインを単に模倣するのではなく，デザインの原則を理解し，症例ごとに根拠あるデザインを行うことが求められる．そのためには，手の各部位の皮膚特性を理解する必要がある．手掌の皮膚は角質が厚く，伸展性が乏しく，手掌腱膜と密接に連結

---

* Shimpei Ono 〒113-8603 東京都文京区千駄木1-1-5 日本医科大学形成外科，准教授

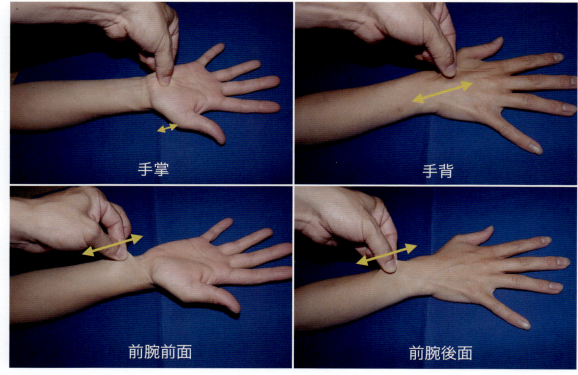

図 1. 手の皮膚滑走性
皮膚滑走性とは，皮膚が下層の組織に対してどの程度滑りやすいか，つまり皮膚が動きやすい（黄矢印）性質のことを指す．手の掌側の皮膚は下にある手掌腱膜と密接に連結しているため滑走性が低く，一方で，手背や前腕の皮膚は滑走性が高い．

しているため滑走性（皮膚が下層の組織に対してどの程度滑りやすいか，つまり皮膚が動きやすい性質のこと）が低く，確実な把持を可能にしている（図1）．特に，手掌の皮膚とその直下にある手掌腱膜との連結は，皮線の直下で発達している．一方，手背の皮膚は伸展性と滑走性に富み，手掌と手背の境界には側正中線が位置する．前腕の皮膚は前後とも手背に似ており，結果として手掌部のみが特異な性状を持つ．

2．皮膚滑走性と縫合線の関係

皮膚滑走性の異なる2つの領域にまたがる縫合線は瘢痕が肥厚化しやすく，特にそれが関節上にあると瘢痕拘縮の原因となる．この法則は，主に長軸方向の縫合線で見られる現象であり，手指の屈伸運動（長軸方向の曲げ伸ばし）によって縫合線に最も張力がかかることがその要因である．例えば，皮膚滑走性が不良な手掌から良好な前腕前面にまたがる長軸方向の直線縫合線は，張力が最もかかりやすい手首皮線部で肥厚性瘢痕や瘢痕拘縮を生じやすい．このため，同部で縫合線にかかる張力を分散するために，縫合線をZ状にしたり三角弁を追加する（図2-a）ことが望ましい．一方，指，手，手関節部の背側の皮膚は一様に滑走性が良好であり，部位ごとの滑走性の変化が少ないため，長軸方向の直線デザイン（図2-b）でも術後瘢痕が問題なく成熟化することが多い．また手掌内であっても，滑走性が不良な皮線部と良好な周囲皮膚にまたがる縫合線は，将来的に肥厚性瘢痕や瘢痕拘縮を引き起こしやすい（図3）．

3．腫瘍切除時の皮膚切開線の方向

腫瘍切除時の皮膚切開線の方向は，腫瘍の位置や深さに応じて決定する．病変が皮膚に限局して

図 2.
手関節の背側と掌側での皮膚切開の違い
背側は長軸方向の直線切開でよいが，掌側は手首皮線部で縫合線をZ状にしたり三角弁を追加しないと術後瘢痕が肥厚性瘢痕や瘢痕拘縮を引き起こしやすい．

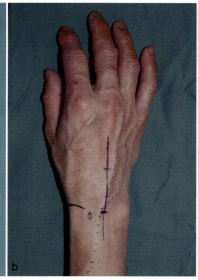

図 3.
皮線にまたがる縫合線
皮線部（滑走性が不良）と周囲皮膚（滑走性が良好）にまたがる長軸方向の縫合線は，肥厚性瘢痕や瘢痕拘縮（白矢印）を引き起こしやすい．

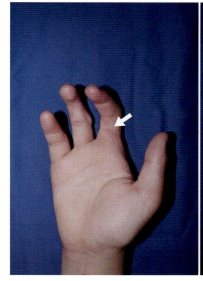
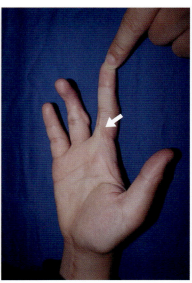

いて浅い場合は，手術瘢痕が目立たないように relaxed skin tension lines（RSTL）に沿った紡錘形切除と縫合を行う．例えば手背であればRSTLは短軸方向であり，縫合線もそれに合わせると手術瘢痕がきれいである．ただし，前腕の短軸方向の術後瘢痕は，リストカット痕と誤解される恐れがあるため避けることが望ましい．病変が深部に位置する軟部腫瘍の切除には，腱や神経血管束などの重要構造に沿った展開や切開延長のしやすさを考慮し，長軸方向に沿った皮膚切開線が推奨される．

4．部位別の皮膚切開線

A．指（掌側）

指の掌側では，Bruner切開[1]（図4-a）および側正中線切開（図4-b）を基本とする．手掌の手術瘢痕は圧痛の原因となるため，最小限に留めることが望ましく，両切開が選択可能な場合には側正中線切開を第1選択とするとよい．一方で，Bruner切開は側正中線切開と比較して深部構造物の展開がしやすい．治療対象の位置や疾患に応じて柔軟に選択するべきであり，実際には両者を組み合わせることも多い（図4-c）．Bruner切開の三角弁の

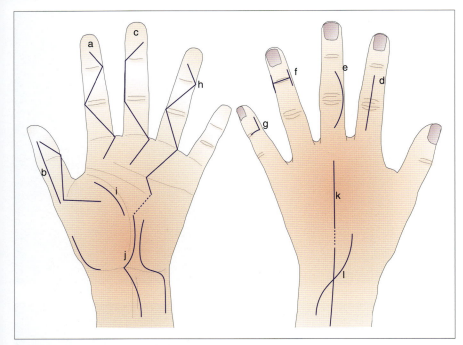

図 4. 手の基本的な皮膚切開線

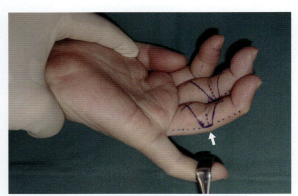

図 5. Bruner 切開のデザインの工夫
Bruner 切開の三角弁の先端は，三角弁ではなく，やや鈍角の台形弁にデザインすると安全である．

先端は，メスを刺入する角度や術中の不適切な把持によって血流不良に陥りやすいため，三角弁ではなく，やや鈍角(図5)の台形弁にデザインすると安全である．三角弁(台形弁)の頂点は側正中線まで確実に届かせないと，特に小児例で瘢痕拘縮(屈曲拘縮)の原因となりやすい[2]．また，手掌の短軸方向の皮線に直交する長軸方向の縫合線は肥厚性瘢痕および瘢痕拘縮をきたしやすいため，同部にZ形成術を加えるなどして張力を分散し，予防することが推奨される(図6)．

B．指(背側)

指の MP 関節および PIP 関節の背側では，長軸方向の直線切開(図 4-d)またはカーブ状切開(図 4-e)を基本とする．皮膚切開線の長さを十分に確保することで，指の背側のみならず両側面まで広範囲に展開することができる．DIP 関節の背側も基本的には長軸方向の直線切開を適用可能であるが，後爪郭の皮膚は例外的に滑走性が不良であり，また皮膚直下に爪母が位置するため，DIP 関節上の皮線と側正中線に沿った H 状(図 4-f)または L 状切開(図 4-g)が用いられることが多い．

C．指　間

指間にまたがる縫合線は，術後に肥厚性瘢痕や瘢痕拘縮を生じやすいため，皮膚切開線をデザインする際には極力その部位への進入を避けることが望ましい．具体的には，図7のように指間部を避けるとともに，皮線をまたぐ部分に小さな三角弁を追加することでリスクを低減できる．

D．手部(掌側)

長軸方向の直線は避け，基本的に Bruner 切開を用いる．皮線にあたるたびにジグザグに方向を変え，最終的には手根管の方向へ向かう(図4-h)．母指球の皮線は例外的に長軸方向であるため，この線に沿って平行なデザインを行う(図4-i, j)．

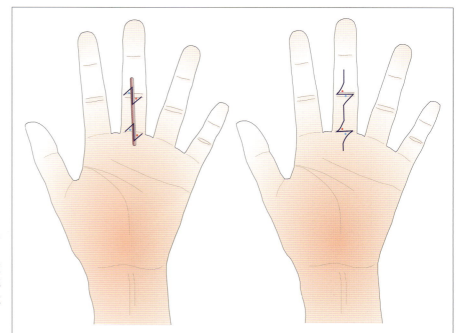

図 6.
縫合線が皮線に直交する場合の対処
直交部で肥厚性瘢痕および瘢痕拘縮をきたしやすいため，同部にＺ形成術を加えて張力を分散することで予防する．

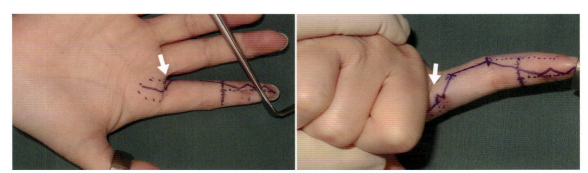

図 7. 皮膚切開線が指基部をまたぐ場合
皮膚切開線が指間部（白矢印）へ進入しないようにすることが望ましい．

皮線に一致した皮膚切開線は，術後の瘢痕が目立ちづらいものの，手掌腱膜と連続する皮下の線維組織が密集しているため，展開が難しく推奨しない．

E．手部（背側）

手背では肥厚性瘢痕や瘢痕拘縮が起こりにくいため，特に皮膚切開線の方向を制限する必要はない．ただし手部の良性腫瘍の手術では，深部への展開が必要な場合が多く，長軸方向の直線切開線が基本となる（図 4-k）．

F．手関節部（掌側）

手根管を開放する際，切開線が手掌部に限局するいわゆる mini-open carpal tunnel release では母指球皮線に沿ったカーブ状の切開が多用される．一方で，前腕遠位まで大きく展開する standard（extended）open carpal tunnel release では遠位部を母指球皮線に沿ったカーブとし，手掌から前腕に移行する部位には三角弁をデザインすることで（図 4-j），張力を分散させ，肥厚性瘢痕や瘢痕拘縮を予防する．

G．手関節部（背側）

手背と同様に，基本的には長軸方向の直線切開が多く選択されるが，さらに広範囲の展開が必要な場合にはＳ状切開（図 4-l）も有効である．

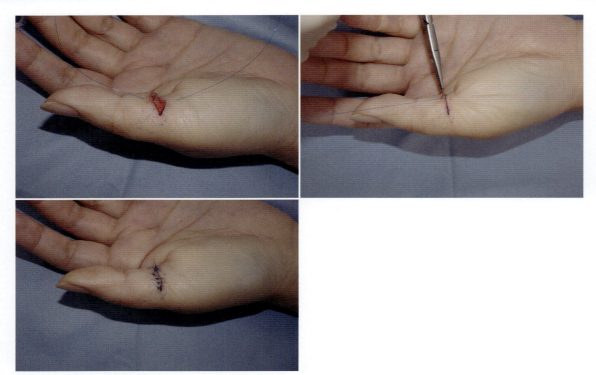

図 8. 手掌部の皮膚縫合
表層縫合の 1 層のみで行う．Stay suture に垂直マットレス縫合を使用し，創縁を外反させるとよい．

5．手術操作の基本

手の手術では，他の部位に比べて鈍的操作や組織の挫滅が術後の可動域制限や疼痛に直結しやすいため，手術用ルーペ（または顕微鏡）を用いた愛護的な組織の取り扱い（atraumatic technique）と鋭的な組織展開（sharp dissection）が重要である．具体的には，皮膚創縁を無鈎鑷子で直接把持せず，フック鑷子やスキンフックを使用して組織の挫滅を最小限にする．また，皮膚自体ではなく皮下組織を把持し，鋭的剝離を基本とし，神経や血管周囲では Stevens 剪刀やマイクロモスキート鉗子を用い，無理な引き広げによる損傷を避ける．止血はバイポーラを基本とし，電気メスは筋層以下の深部に限って使用する．

皮膚縫合は，手背や側正中線部では真皮縫合と表層縫合の 2 層で行うが，神経が豊富で外的刺激を受けやすい手掌部では縫合部の圧痛や異物反応のリスクを考慮し，真皮縫合を避けて表層のみの 1 層で行うことが多い．また，手の手術では術後早期から早期運動療法を行うことが多いため，縫合部の離開や創縁の損傷を防ぐために，創縁からやや幅広く糸をかけて密に縫合することが求められる．さらに，手掌部では創縁が内反しやすいため，垂直マットレス縫合を stay suture として加え，創縁を外反させ，隙間を結節縫合で埋めるとよい（図 8）．

各論

1．ガングリオン

ガングリオンは関節や腱鞘を起源とする囊胞で，手の腫瘤の 65％を占め最も頻度が高い．腫瘍ではないが，形成外科で診療する機会が多いため，便宜上本稿で解説する．70％が手関節背側中央に発生し，次いで同部の橈掌側が 20％である．ほかにも，屈筋腱の腱鞘（腱鞘ガングリオン），Guyon 管，DIP 関節（粘液囊腫と呼ばれる）に発生

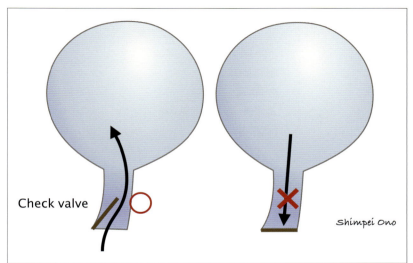

図 9.
ガングリオンの発生機序(one way valve mechanism)
逆流防止弁(check valve)により,関節内圧が上昇すると関節内のムチンが囊胞方向にのみ流れる.

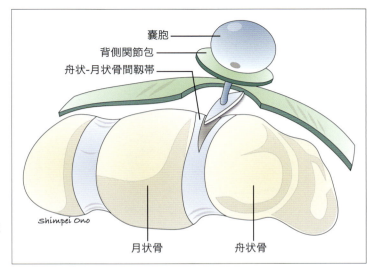

図 10.
手関節背側のガングリオン
舟状-月状骨間靱帯(S-L 靱帯)から発生する.

し得る.

発生機序として,one way valve mechanism[3]が提唱されている.関節や腱鞘のストレスで生成されたムチンが囊胞を形成し,関節内圧が上がるたびにムチンが囊胞に押し出される.囊胞は関節包周囲の靱帯などの硬い組織を細長い「茎」として通り,皮下脂肪層で拡大する.この茎は逆流防止弁(check valve)として機能し,ムチンは囊胞方向にのみ流れる(図 9).ガングリオン治療の本質は囊胞の切除ではなく,チェックバルブ構造の破壊にある.

A.手関節背側のガングリオン
概 念
手関節背側のガングリオンは,舟状-月状骨間靱帯(S-L 靱帯)から発生する囊胞性病変である(図 10)[4].
診 断
1)臨床所見
弾性硬の半球状腫瘤が好発部位に見られ,通常は無痛だが,30%程度で疼痛を伴うことがある[5].疼痛は手関節背側では後骨間神経,手関節橈掌側では外側前腕皮神経の圧迫によるとされる.

表 1. 手の代表的な良性腫瘍の MRI 所見

	T1 強調画像	T2 強調画像	その他
ガングリオン	low	high	脂肪抑制で high
腱鞘巨細胞腫	low〜iso	low と high の混在	Gd で信号強調
神経鞘腫	low	low と high の混在	Gd でリング状に信号強調
血管腫	iso	high	Gd で信号強調
脂肪腫瘍	high	high	脂肪抑制で low

(low：低信号，iso：等信号，high：高信号，Gd：ガドリニウム)

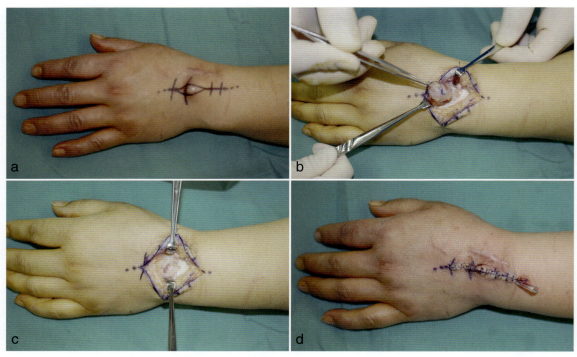

図 11. 手関節背側ガングリオンの手術例

2）画像検査

エコーでは内部が低エコー域で血流がなく，後方エコー増強が特徴的である．MRI では薄く均一な被膜や隔壁を伴う単房性または多房性の囊胞として描出され，T1 で低信号，T2 で高信号を示す（表 1）．造影では線維性の壁が増強されるが，内腔には増強効果が認められない．

治療計画

ガングリオンは自然消失の可能性があるため，経過観察も選択肢となる．手術適応は整容的な問題や疼痛が強い場合に限られる．治療の基本はcheck valve の破壊であり，内視鏡で関節内から弁状構造を破壊する方法もある[6]．囊胞穿刺は診断を兼ねて行うこともあるが，再発リスクが高く，動脈や神経損傷のリスクが少なからずあるため，患者の強い希望がない限り推奨されない．

手術方法

手術は伝達麻酔（または全身麻酔）下で行う．上腕にタニケットを使用し，無血野で，手術用ルーペや顕微鏡を使用して行うのが望ましい．手背の深部腫瘤にアプローチするため，長軸方向の直線の皮膚切開線を腫瘤直上にデザインする（図 11-a）．手関節背側ガングリオンは通常，S-L 靭帯から発生するため（図 10），この靭帯を展開しやすい

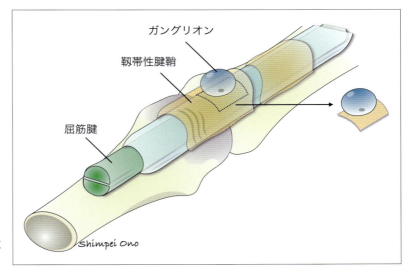

図 12.
腱鞘ガングリオンの発生部位

位置に皮膚切開線をデザインするとよい．S-L 靱帯はリスター結節から 1～2 cm 遠位に位置する．

皮膚切開を行い，囊胞の直上の層で剝離すると，囊胞が伸筋支帯を貫通しているのが確認できる．囊胞の遠位の伸筋支帯を長軸方向に切開して深部に進入し，伸筋腱を筋鉤で避ける（長母指伸筋腱を橈側に，総指伸筋腱を尺側に）と，茎が第 4 コンパートメントの関節包を貫通しているのが確認できる（図 11-b）．

茎が関節包を貫通する部分を確認し，茎を中心に 5～10 mm 四方の正方形で関節包を切開する．関節包は硬いため，11 番メスを使用するとよい．さらに深部に向かう茎が確認できれば，通常，S-L 靱帯から立ち上がっているため，靱帯の背側部分を一部くり抜くように切除する．この際，S-L 靱帯を切離しないよう注意する．同靱帯を誤って切離すると手根不安定症が生じる[7]．

上肢タニケットを解除し，止血，洗浄する．関節包や伸筋支帯は縫合する必要はない（図 11-c）．ドレーンを留置し，皮膚縫合を 2 層で行う（図 11-d）．綿球などで皮下の死腔をつぶすよう軽く圧迫し，手関節軽度背屈位でシーネ外固定を行う．

術　後

手術当日は安静，患部の冷却，患手の挙上を徹底する．術翌日から洗浄処置と手指の自動運動を開始する．ドレーンは術後 2～3 日を目処に抜去

し，術後 2 週間で抜糸する．術後 1～2 週間はシーネを常時装着し，その後は手首用サポーターに切り替える．

アウトカム

ガングリオン手術後の再発率は 10～40％ と幅があるが，適切な手術を行えば約 10％ 程度と考えられている．2015 年のシステマティックレビュー（1,810 例）によると，平均再発率は鏡視下手術で 6％，観血的手術で 21％，穿刺では 59％ と報告されている[8]．

B．腱鞘ガングリオン

概　念

手腱手指屈筋腱鞘から発生するガングリオン（図 13）で，関節発生のガングリオンとは異なる．

診　断

1）臨床所見

指基部の屈筋腱鞘上に硬いしこりを触知する．深部との可動は不良，皮膚とは良好である．圧痛を訴えることがある．

2）画像検査

MRI で，T1 で低信号，T2 で高信号を呈する（表1）．

治療計画

自然消失することもあるが，圧痛が強い場合は手術を検討する．

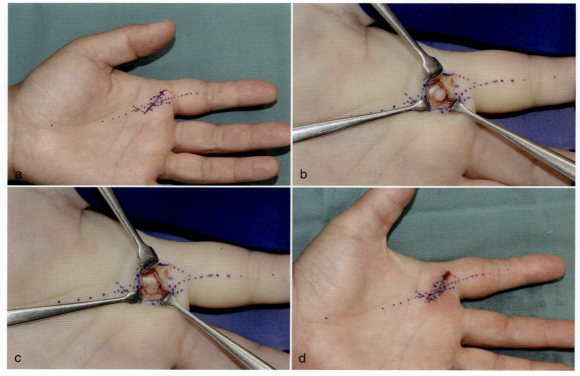

図 13. 腱鞘ガングリオンの手術例

手術方法

手術は伝達麻酔下で上腕タニケットを使用し，無血野で行う．まず皮膚切開線をデザインする．囊胞が指基部にある場合，側正中線に一致させると術後の痛みが少なく，術後瘢痕も目立ちにくい．中枢側に切開を延長する場合は，指間部への進入を避け，皮線をまたぐ部分に小さな三角弁を追加するとよい（図 7）．囊胞が A1 靱帯性腱鞘上にある場合（図 13）では，ばね指の皮膚切開線に準じて斜め切開線（Bruner 切開）をデザインし（図 13-a），皮線と交差する部分で方向を変えることで瘢痕の肥厚化や拘縮を予防する．

皮膚切開線のデザインが確定したら，メスで皮膚を垂直に切開する．皮下脂肪内にある手掌腱膜を切離すると，ガングリオンと腱鞘が現れる．神経血管束を筋鈎で保護しつつ，ガングリオンと腱鞘の全体像を露出させる．ガングリオン直下の腱鞘をコの字に切開して弁状に挙上し，最終的に正方形にくり抜いて摘出する（図 13-b, c）．開放した腱鞘は縫合せず，皮膚を 5-0 ナイロンで 1 層縫合する（図 13-d）．

術 後

手術当日は安静，患部の冷却，患手の挙上を徹底する．術翌日からは洗浄処置を開始する．また，術翌日から患指の自動運動を開始し，日中は軽作業のみ許可，夜間はアルフェンスシーネで患指を伸展位に固定して PIP 関節の屈曲拘縮を予防する．術後 2 週間程度で抜糸する．

C．粘液囊腫

概 念

指粘液囊腫は DIP 関節の変形性関節症に続発するもので，DIP 関節から発生するガングリオンと考えられている．

診 断

1）臨床所見

DIP 関節のやや遠位にドーム状の淡紅色や正常皮膚色の単発性で弾性軟の囊腫を認める．通常の大きさは 5 mm 程度で，1 cm を超えることは稀である．囊腫が爪母を圧迫すると爪変形（陥凹）が生じることがある．

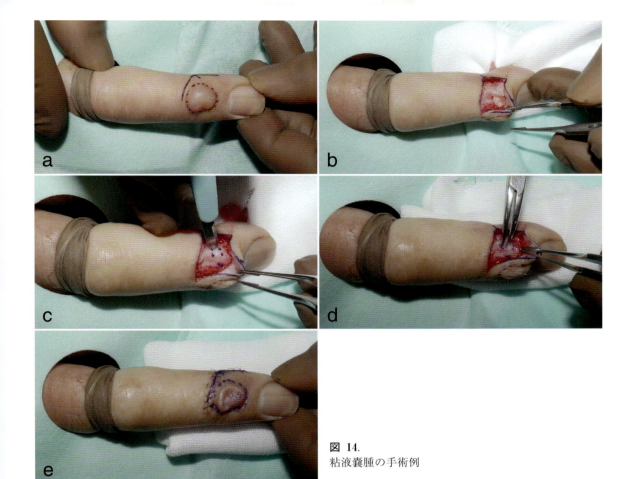

図 14.
粘液嚢腫の手術例

2）画像検査

X 線で DIP 関節の変形性関節症の所見を認めることが多い．

治療計画

痛みや整容面の改善（爪変形の改善を含む）希望があれば手術適応となる．

手術方法

指ブロック下，指タニケットを使用して無血野で行う．手術用ルーペを使用するのが望ましい．L 字型（図 14-a）の皮膚切開線を作図し，DIP 関節の背側の皮線と側正中線に合わせる．片側アプローチが推奨され，皮弁を挙上すると背側に終末伸筋腱，掌側に側副靱帯が確認できる．この部分が弱い関節包で，ここから茎が起ち上がる．皮弁挙上時に茎を切離するとムチンが漏出する（図 14-b）．確認が難しい場合は DIP 関節を他動的に過屈曲させてムチンが漏出する部分を同定する．

茎周囲（または関節包の弱い部分）を四角に切開し（図 14-c），滑膜をマイクロモスキートなどで切除する（図 14-d）．開放した関節包は縫合せず，皮膚のみを縫合し（図 14-e），綿球などで軽く圧迫固定する．茎の処理により，嚢腫は萎み（図 14-e），摘出する必要はない．

術　後

手術当日は安静，冷却，挙上を徹底し，翌日から洗浄処置を開始する．PIP 関節は自由に動かせるようにし，DIP 関節のみを伸展位でアルフェンスシーネで外固定する．抜糸は術後 2 週間を目安とし，その間，DIP 関節の動きを制限して関節包が線維性被膜で補強されるのを待つ．抜糸後は日中の可動制限を解除し，必要に応じてコーバンテープ®などを巻いて関節可動域を制限してもよい．夜間のみシーネ固定をさらに 2 週間継続する．

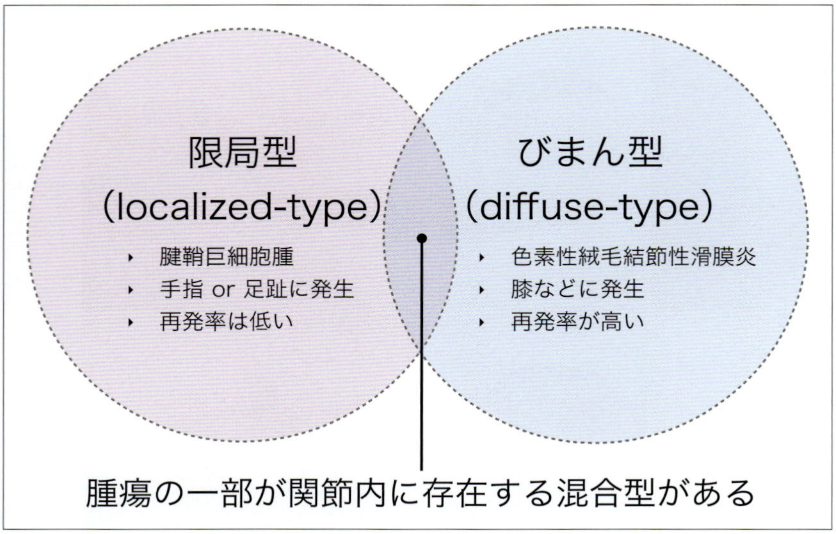

図 15.
腱滑膜巨細胞腫の概念図

限局型 (localized-type)
- 腱鞘巨細胞腫
- 手指 or 足趾に発生
- 再発率は低い

びまん型 (diffuse-type)
- 色素性絨毛結節性滑膜炎
- 膝などに発生
- 再発率が高い

腫瘍の一部が関節内に存在する混合型がある

2. 腱鞘巨細胞腫

概　念

腱鞘巨細胞腫(giant cell tumor of tendon sheath；GCTTS)は腱滑膜巨細胞腫(tenosynovial giant cell tumor；TGCT)の限局型で，腱鞘や関節などの滑膜から発生する良性腫瘍である．腱鞘巨細胞腫と色素性絨毛結節性滑膜炎(pigmented villonodular synovitis；PVS)は，病理学的には同一の像を呈するため，2013 年に WHO が腱滑膜巨細胞腫として統一し，限局型とびまん型に分類した(図 15)[9]．手に発生するものは限局型が，膝や股関節に発生するものはびまん型が多い．また腫瘍の一部が関節内に存在するものは混合型と呼ばれる．

診　断

1) 臨床所見

手指や足趾に発生する弾性硬の無痛性腫瘤で，腱鞘との固着により深部との可動性が不良なことが多い．

2) 画像検査

X 線で骨侵食や圧排像が認められることがある．MRI では，T1 で低信号(〜等信号)，T2 で低信号(と高信号の混在)を示すことが多い(表 1)．ヘモジデリン沈着や腫瘍内の細胞の多様性により画像所見は一様ではない．

治療計画

手術による摘出が原則である．

手術方法

手術は伝達麻酔(または全身麻酔)下に行う．上腕タニケットを使用して，無血野で手術する．手術用ルーペや顕微鏡を使用しての手術が推奨される．まず腫瘍直上に皮膚切開線をデザインする．腫瘍が掌側に存在する場合はシグザグ切開，腫瘍が背側に存在する場合は，縦切開(またはゆるいS字状切開)がよい．提示症例(図 16)のように側面に位置する場合は，側正中線切開(図 16-a)を基本とする DIP 関節の背側に病変がある場合は H 字状切開も展開しやすい．

皮膚切開をすると，線維性被膜に覆われた黄褐色(黄白色)の腫瘍を確認することができる(図 16-b)．この際，神経血管束が腫瘍に圧排されて薄くなっていて同定しづらいことがあり注意を要する．神経血管束は同定したらベッセルループで保持・牽引するか，筋鈎で保護するとよい．腫瘍を被膜上で剥離していくと，腫瘍の底面は腱鞘と癒着しているため，腱鞘ごと腫瘍を一塊に切除する(図 16-c)．腫瘍を病理組織検査に提出する(図 16-d)．深部に取り残しがないことを確認し(図 16-e)，ドレーンを留置し，皮膚を 2 層縫合する(図 16-f)．

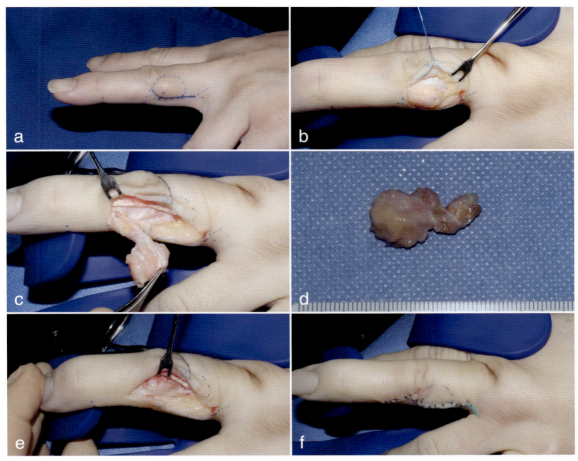

図 16. 腱鞘巨細胞腫の手術例

術後

手術当日は，安静，患部冷却，患手挙上を徹底する．術翌日から洗浄処置と患指の自動運動を開始する．夜間はアルフェンスシーネで患指を伸展位で固定し，術後2週間で抜糸する．

アウトカム

局所再発は7〜44%の報告がある[10]．この高い再発率は，対象とした症例に，混合型やびまん型が紛れていると考えられ，単純な限局型では再発率は10%以下と言われている．

3．グロームス腫瘍

概念

グロームス腫瘍は，皮膚末梢の血流や体温調節を担うグロームス器官の過形成によるもので，腫瘍と奇形の中間的な性質を持つ過誤腫と考えられる．

診断

1）臨床所見

爪下に暗赤色の病変が透見される（図17-a）ことが多く，指末節の激しい痛みが特徴である．Carrollの3徴（疼痛，圧痛，寒冷時痛）[11]やLove's pin sign（ピンでの圧迫による強い痛み）[12]が診断に有用である．

2）画像検査

X線では異常がないことが多いが，稀に末節骨に透瞭像が認められる．エコーでは低エコー領域として描出され，最も感度の高いMRIでは，境界明瞭な円形病変でT1で低信号，T2で高信号を呈し，ダイナミック造影で早期から造影される．

治療計画

手術による摘出が原則である．ただし病変が小さい場合，画像に描出されないことがあるため，より高解像度のエコーやMRIで再検査を行い，慎

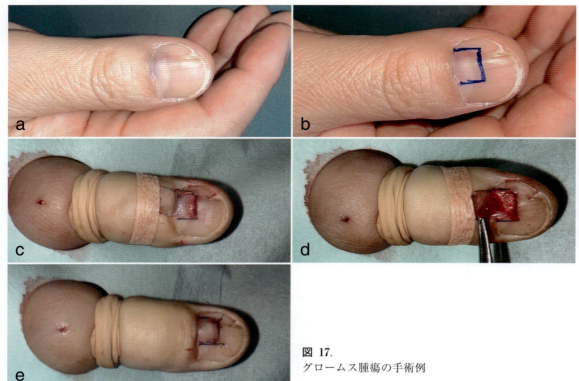

図 17.
グロームス腫瘍の手術例

重に手術適応を判断する．

【手術方法】

指ブロック下でタニケットを用い無血野で手術を行う．顕微鏡下での手術が望ましい．腫瘍直上の爪甲にコの字状切開を作図し(図17-b)，それを弁状に挙上する(図17-c)．爪床を縦切開し，直下に透明またはピンク色の境界明瞭な腫瘍を確認する．マイクロモスキートなどで腫瘍を周囲から剝離し(図17-d)，病理検査に提出する．爪甲を戻してナイロン糸で2か所縫合する(図17-e)が，爪下血腫のドレナージのために密には縫合しない．

【術　後】

手術当日は安静・冷却・挙上とし，翌日から洗浄処置を開始する．出血は通常2〜3日で止まり，術後2週間で抜糸を行う．爪甲が浮いている場合はサージカルテープで固定するか，爪補強材(トップコートなど)で補強する．指の爪が完全に生え代わるまでには，約半年ほどかかる．

4．外傷性表皮囊腫

【概　念】

外傷性表皮囊腫は，手掌や指腹等，毛のない部位に生じる良性の囊胞性病変である．外傷や手術の際に表皮の一部が真皮内に埋没し，角質や皮脂が蓄積して囊胞を形成すると言われている．また，ヒトパピローマウイルスの関与も指摘されている．

【診　断】

1）臨床所見

皮膚に弾性がある無痛性の腫瘤として触知され，通常はゆっくりと増大する．皮膚との可動性は悪く，深部との可動性は良好である．

2）画像検査

エコーやMRIが有用である．エコーでは低エコー域として，MRIではT1強調像で高信号を示し，囊腫壁が厚いのが特徴である．

【治療計画】

自然に消失しないため，手術により摘出する．

【手術方法】

手術は局所麻酔または伝達麻酔下で行い，上肢タニケットを使用して無血野で実施する．手術用

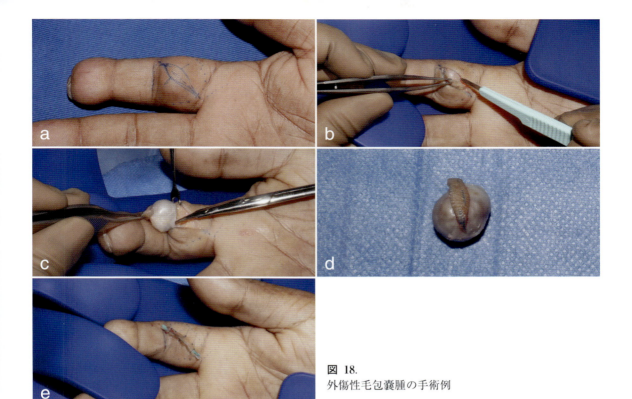

図 18.
外傷性毛包囊腫の手術例

ルーペを用い，囊腫直上の皮膚に Bruner 切開に準じた皮膚切開線をデザインする．伸展した皮膚および皮膚開口部を切除する目的で紡錘形の皮膚切開線を追加している（図 18-a）．囊腫壁上の層をで慎重に剥離し（図 18-b，c），深部の菲薄化した神経血管束を損傷しないよう注意する．摘出した囊腫は病理検査に提出する（図 18-d）．皮膚は 5-0 ナイロンで縫合する．創縁の内反を防ぐため垂直マットレスを適宜用いる（図 18-e）．

術後

術後は安静，患部冷却，患手挙上を徹底し，術翌日から患指の洗浄処置と自動運動を開始する．日中は軽作業を許可，夜間はアルフェンスシーネで患指を伸展位に固定し，術後 2 週間で抜糸を行う．

5．静脈奇形

概念

静脈奇形は手にもよく見られる．厳密には腫瘍ではなく，血管の構造的な異常（静脈が異常な形状や拡張を示す）である．静脈奇形は成長とともにゆっくりと大きくなり，外傷や圧迫によって痛みや出血を伴うことがある．血管腫とは異なり，自然に消失することはない．

診断

1）臨床所見

手の静脈奇形は青紫色を呈することが多い．柔らかく，圧迫により一時的に縮小し，圧迫を解くと再び膨らむのが特徴である．圧痛を伴うことが多い．

2）画像検査

エコーや MRI が診断に有用である．エコーでは低エコー域が観察され，圧迫により一時的に変形することが確認できる．MRI では T1 強調像で等信号，T2 強調像で高信号を示し，造影では信号強調が認められることが多い（表 1）．

治療計画

静脈奇形は自然に縮小しないため，痛みや整容面での問題，機能障害がある場合には積極的に硬化療法や手術を検討する．硬化療法は，小さな病変や軽症例に適応されやすいが，再発の可能性がある．手術は，硬化療法で効果が乏しい場合や，病変が大きい場合，痛みが強い場合，手術回数を少なくしたい場合に適応となる．

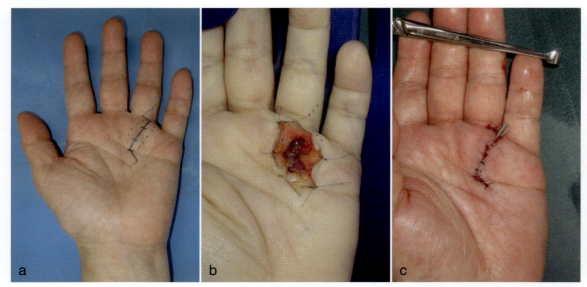

図 19. 静脈奇形の手術例

手術方法

手術は伝達麻酔または全身麻酔下で行う．上肢タニケットを使用した無血野手術が推奨される．皮膚切開は腫瘍直上を通過する Bruner 切開（図 19-a）を基本とする．手術用ルーペや顕微鏡を用いて，神経血管束を損傷しないよう腫瘍の周囲を慎重に剝離する（図 19-b）．摘出した組織は病理検査に提出する．摘出後には死腔が生じることが多いため，ドレーンを留置することが望ましい（図 19-c）．

術後

手術当日は安静・冷却・挙上とし，翌日から洗浄処置を開始する．ドレーンは術後2〜3日で抜去し，2週間で抜糸する．

参考文献

1) Bruner, J. M.：The zig zag volar digital incision for flexor tendon surgery. Plast Reconstr Surg. 40：571-574, 1967.
2) Adamson, J. E., Fleary, A. F.：Operative Hand Surgery. 1272-1274, Churchill Livingstone, New York, 1982.
3) Andren, L., et al.：Arthrographic studies of wrist ganglions. J Bone Joint Surg Am. 53(2)：299-302, 1971.
4) Angelides, A. C., Wallace, P. F.：The dorsal ganglion of the wrist：its pathogenesis, gross and microscopic anatomy, and surgical treatment. J Hand Surg Am. 1(3)：228-235, 1976.
5) 福本恵三ほか：手関節の有痛性ガングリオンの検討と手関節の神経支配について．形成外科．38：1037-1042, 1995.
6) Osterman, A. L., Raphael, J.：Arthroscopic resection of dorsal ganglion of the wrist. Hand Clin. 11(1)：7-12, 1995.
7) Duncan, K. H., et al.：Scapholunate instability following ganglion cyst excision：a case report. Clin Orthop Relat Res.(228)：250-253, 1988.
8) Head, L., et al.：Wrist ganglion treatment：systematic review and meta-analysis. J Hand Surg Am. 40(3)：546-553, 2015.
9) Somerhausen, N de SA, Fletcher, C. D. M.：Tenosynovial giant cell tumour. In：WHO Classification of Tumours of Soft Tissue and Bone. 4th ed. Lyon, France：International Agency for Research on Cancer. 100-103, 2013.
10) Çevik, H., et al.：Tenosynovial giant cell tumor in the hand：experience with 173 cases. J Hand Surg Asian Pac Vol. 25(2)：158-163, 2020.
11) Carroll, R. E., Berman, A. T.：Glomus tumors of the hand. J Bone Joint Surg Am. 54(4)：691-703, 1972.
12) Love, J. G.：Glomus tumors. Proc Staff Meet Mayo Clin. 19：113-116, 1944.

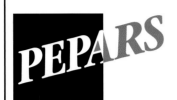

◆特集/良性腫瘍マスターガイド―このホクロ大丈夫？―
中間型悪性腫瘍のアップデート

小林　英介*

Key Words：中間型悪性腫瘍(intermediate malignant tumor)，生検(biopsy)，異形脂肪性腫瘍/高分化型脂肪肉腫(atypical lipomatous tumor/well-differentiated liposarcoma)，隆起性皮膚線維肉腫(dermatofibrosarcoma protuberans)，デスモイド型線維腫症(desmoid fibromatosis)

Abstract　中間型悪性腫瘍は局所の浸潤性が高く再発しやすい腫瘍あるいは極めて稀ではあるが転移をすることがある腫瘍を示す言葉として WHO で定義されている．しかし良性と悪性の両方の性質を持ち合わせていることから診断が難しく，近年は遺伝子異常に基づく診断もなされるようになってきている．治療は原則切除になるものの，病勢によっては経過観察が選択されることも多い．実臨床でしばしば見かける代表的な中間型悪性腫瘍には異形脂肪性腫瘍/高分化型脂肪肉腫，隆起性皮膚線維肉腫，デスモイド型線維腫症などが挙げられる．中間型悪性腫瘍においても他の悪性軟部腫瘍(肉腫)同様に診断や治療方針に迷う場合には専門医にコンサルトすべきである．

はじめに

「骨・軟部腫瘍」とは骨や筋肉などに発生する腫瘍の総称である．この言葉の範疇には良性および悪性を含む原発性の骨・軟部腫瘍に加えて，転移性骨(軟部)腫瘍も含まれており，網羅すべき疾患領域は広い．中でも原発性の悪性骨・軟部腫瘍は肉腫と称される「希少がん」であり，小児がんやAYA 世代の腫瘍として好発することから，治療における社会的意義が大きいがんの1つである．骨・軟部腫瘍の腫瘍は間葉系由来であり，筋肉や骨など体中の至る所に発症し得る疾患である．四肢発生例では主に本邦では整形外科医を中心に診断や治療が行われている一方，体幹や皮膚発症例では形成外科，皮膚科，外科など多岐にわたる診療科の先生が日常診療で診察する機会がある．このため幅広い診療科に対しての啓発も必要である．

近年，この骨・軟部腫瘍における組織診断には遺伝子診断などの分子遺伝学的な技術革新に伴う診断基準確立における変革が起きている．このため組織型の分類は以前に比して詳細かつ複雑になってきたことは否めない．本稿では「骨・軟部腫瘍」のうち，日常診療で形成外科医が関わる機会が多いと思われる「軟部腫瘍」を中心に診断や治療ついて解説し，その中でも特に良性(benign)と悪性(malignant)の中間的な性質を有するとされる「中間型悪性腫瘍」について，その分類，診断，治療および代表的な腫瘍について最新の知見も踏まえた上で述べたい．

---

* Eisuke KOBAYASHI, 〒104-0045　東京都中央区築地 5-1-1　国立がん研究センター中央病院骨軟部腫瘍・リハビリテーション科, 医長

表 1. 脂肪性腫瘍の分類

Adipocytic tumors	中間型腫瘍としての特性
lipoma	
lipomatosis	
lipomatosis of nerve	
lipoblastoma and lipoblastomatosis	
angiolipoma	
myolipoma of soft tissue	
chondroid lipoma	
spindle cell/pleomorphic lipoma	
hibernoma	
atypical spindle cell/pleomorphic lipomatous tumor	
atypical lipomatous tumor/well-differentiated liposarcoma	Locally aggressive
dedifferentiated liposarcoma	
myxoid liposarcoma	
pleomorphic liposarcoma	
myxoid pleomorphic liposarcoma	

表 2. 線維芽細胞・筋線維芽細胞性腫瘍の分類

Fibroblastic/myofibroblastic tumors	中間型腫瘍としての特性
nodular fasciitis	
proliferative fasciitis and proliferative myositis	
myositis ossificans and fibro-osseous pseudotumor of digits	
ischemic fasciitis	
elastofibroma	
fibrous hamartoma of infancy	
fibromatosis colli	
juvenile hyaline fibromatosis	
inclusion body fibromatosis	
fibroma of tendon sheath	
desmoplastic fibroblastoma	
myofibroblastoma	
calcifying aponeurotic fibroma	
EWSR1-SMAD3-positive fibroblastic tumor (emerging)	
angiomyofibroblastoma	
cellular angiofibroma	
angiofibroma of soft tissue	
acral fibromyxoma	
nuchal-type fibroma	
Gardner fibroma	
calcifying fibrous tumor	
palmar/plantar fibromatosis	Locally aggressive
desmoid-type fibromatosis	Locally aggressive
lipofibromatosis	Locally aggressive
giant cell fibroblastoma	Locally aggressive
dermatofibrosarcoma protuberans	Rarely metastasizing
solitary fibrous tumor	Locally aggressive and rarely metastasizing
inflammatory myofibroblastic tumor	Rarely metastasizing
superficial CD34-positive fibroblastic tumor	Rarely metastasizing
myxoinflammatory fibroblastic sarcoma	Rarely metastasizing
infantile fibrosarcoma	Rarely metastasizing
adult fibrosarcoma	
myxofibrosarcoma	
low-grade fibromyxoid sarcoma	
sclerosing epithelioid fibrosarcoma	
So-called fibrohistiocytic tumors	
tenosynovial giant cell tumor	
deep benign fibrous histiocytoma	
plexiform fibrohistiocytic tumor	Rarely metastasizing
giant cell tumor of soft tissue	Rarely metastasizing

表 3. 血管性腫瘍の分類

Vascular tumors	中間型腫瘍としての特性
hemangiomas	
synovial hemangioma	
intramuscular hemangioma	
arteriovenous malformation/hemangioma	
venous hemangioma	
anastomosing hemangioma	
epithelioid hemangioma	
lymphangioma and lymphangiomatosis	
tufted angioma and Kaposiform hemangioendothelioma	Locally aggressive
retiform hemangioendothelioma	Rarely metastasizing
papillary intralymphatic angioendothelioma	Rarely metastasizing
composite hemangioendothelioma	Rarely metastasizing
Kaposi sarcoma	Rarely metastasizing
pseudomyogenic hemangioendothelioma	Rarely metastasizing
epithelioid hemangioendothelioma	
angiosarcoma	

表 4. 分化方向の不明な腫瘍の分類

Tumors of uncertain differentiation	中間型腫瘍としての特性
intramuscular myxoma	
juxta-articular myxoma	
deep ("aggressive") angiomyxoma	
pleomorphic hyalinizing angiectatic tumor of soft parts	
atypical fibroxanthoma	Rarely metastasizing
angiomatoid fibrous histiocytoma	Rarely metastasizing
ossifying fibromyxoid tumor	Rarely metastasizing
myoepithelioma/myoepithelial carcinoma/mixed tumor	Rarely metastasizing
haemosiderotic fibrolipomatous tumor	Locally aggressive
phosphaturic mesenchymal tumor	
NTRK-rearranged soft tissue neoplasms	
synovial sarcoma	
epithelioid sarcoma	
alveolar soft part sarcoma	
clear cell sarcoma of soft tissue	
extraskeletal myxoid chondrosarcoma	
desmoplastic small round cell tumor	
extrarenal rhabdoid tumor	
PEComa	
intimal sarcoma	
undifferentiated sarcoma	

中間型悪性腫瘍とは何か？

　軟部腫瘍において良性でも悪性でもない，「中間型」という枕詞はまさに白でもない黒でもない，いわゆる灰色という意味を示唆する曖昧さを含有した言葉あるが，その定義は学術的に定められている．中間型悪性腫瘍は intermediate と称され，2020 年に改訂された最新の骨・軟部腫瘍 WHO 分類では「Locally aggressive」もしくは「Rarely metastasizing」な特性を持つ腫瘍であることが定義されている[1]．すなわち中間型悪性腫瘍は言い換えると，局所の浸潤性が高く再発しやすい腫瘍あるいは極めて稀ではあるが転移をすることがある腫瘍を示す言葉として定義されている．現在，軟部腫瘍の組織型は WHO 分類で 11 の大きなカテゴリー（脂肪性腫瘍，線維芽細胞・筋線維芽細胞性腫瘍，血管性腫瘍，分化方向の不明な腫瘍など）に分類されている．表 1〜4 は中間型悪性腫瘍を含

む代表的な組織型のカテゴリーであり，中間型悪性腫瘍とされるものは青太字で示した（文献1より改変）．現在，中間型悪性腫瘍とされている軟部腫瘍は25種類ほどである．

軟部腫瘍の組織診断

悪性軟部腫瘍（肉腫）をはじめとする軟部腫瘍の組織診断に関しては近年，腫瘍特異的な遺伝子変異や融合遺伝子の同定をはじめとする分子遺伝学的な根拠に基づくことが多く，これらの変異は組織学的な確定診断に深く寄与している．FISH法（Fluorescence *in situ* hybridization 法）をはじめとする遺伝子検査は実臨床での有用性が高く，組織型の確定診断における施設格差の是正にも貢献している．さらにはがん遺伝子パネル検査（comprehensive genomic profiling；CGP）が2019年に保険適用になり，RNAベースのパネル検査も用いられるようになったことから，骨・軟部腫瘍における分子遺伝学的診断は今後ますます進んでいくことが予想される．

2020年に新しく改訂された骨・軟部腫瘍のWHO分類の中では形態学や分化方向に基づいた従来からの組織診断に加えて，特異的な遺伝子変異に基づく診断や疾患概念の確立が複数の腫瘍において認められるようになった．これらの遺伝子変異は悪性軟部腫瘍（肉腫）のみならず，中間型悪性腫瘍や良性腫瘍においても同定されている．このため，かつてのWHO分類では真の腫瘍かどうかの確定が困難であり，腫瘍類似疾患であると位置づけられていた疾患群においても同一の遺伝子変異を有するモノクロナールな細胞の増殖が確認されることで，真の腫瘍性病変と確定されることが多くなっている．今回紹介する中間型悪性腫瘍においても atypical lipomatous tumor/well-differentiated liposarcoma における *MDM2* 遺伝子の増幅や dermatofibrosarcoma protuberans における *COL2A1-PDGFR* 融合遺伝子，desmoid-type fibromatosis における *CTNNB1* 遺伝子変異，inflammatory myofibroblastic tumor（IMT）における *ALK* 融合遺伝子などがその代表として挙げられる．特にIMTにおける *ALK* 融合遺伝子は診断のみならず，遺伝子変異を標的とした治療にも結び付くことから臨床的な意義も非常に高い．ただし軟部腫瘍における多くのがんの遺伝学的検査が保険償還されないという社会的な課題が本邦にはある．加えて診断には内部精度の管理された専門施設での検査実施が望ましいことから，病理診断における遺伝子検査自体は軟部腫瘍ガイドラインでも条件付きで推奨となっているのが本邦の現状である[2]．

軟部腫瘍における生検の意義

軟部腫瘍がMRIなどで強く造影され，画像診断から中間型悪性や悪性腫瘍が疑われる場合には生検による正しい組織診断が求められる．軟部腫瘍の生検方法には針生検，切開生検があり，それぞれの手技にメリット・デメリットがある．現在当院では生検を有する軟部腫瘍患者の90%以上に画像支援下を含む針生検を施行しており，針生検における良悪性や組織型の正診率も90%を超えている．このため患者負担も考慮すると診断には画像支援下の針生検が最も有用な手技の1つであると考えている[3]．一方で針生検での診断に難渋する場合には切開生検も積極的に行っている．切開生検は非専門医の間で，手術手技そのものが診断目的の平易な検査のように考えられていることも多い．しかし生検が不適切に行われた場合には，周辺組織への腫瘍細胞の播種を認める結果となる．このため，その後に紹介される専門施設において切除範囲を拡大した広範切除が必要になり，切除後に皮弁や植皮などの再建を有する結果となることも多い．実際に当院初診時に軟部腫瘍において不適切切除や生検を行った診療科を検討したところ，体幹発生悪性軟部腫瘍においては外科，形成外科，皮膚科の順に行われていたこともわかっている．このような不適切な生検がのちの切除において患者にもたらす影響が大きいことを生検に携わる機会がある医療者はよく知っておく必要がある．生検における注意点やポイントは後述する．

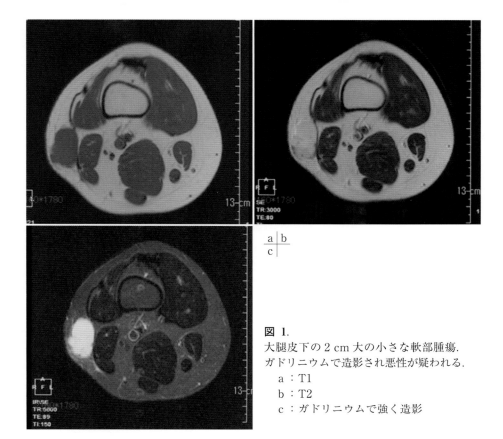

図 1.
大腿皮下の 2 cm 大の小さな軟部腫瘍.
ガドリニウムで造影され悪性が疑われる.
 a：T1
 b：T2
 c：ガドリニウムで強く造影

本邦のガイドライン上でも軟部腫瘍では 5 cm を超える腫瘍に関しては術前に生検を行って診断することが推奨されている. 生検では腫瘍組織の一部(1 cm 四方)を採取するのみで十分であるが, 腫瘍が小さい(2 cm 以下)場合には診断目的で腫瘍を全て切除する一期的切除生検もガイドライン上で許容されている[4]. 特に中間悪性腫瘍は良性もしくは悪性いずれにも画像検査や組織診断で誤って診断される可能性があり, 誤った診断が患者の治療や予後に影響を与える可能性を有している. 当院の調査においても, 前医での病理検査後に国立がん研究センターに紹介された骨・軟部腫瘍患者の病理レビューを再度当院で行った場合には約 15% において良悪性や治療方針が変わるような病理診断の変更があることを報告している[5]. 軟部腫瘍の治療は正確な病理診断が礎となっており, 正しい病理診断に基づいて治療開始時の病期や治療の方向性が決定することから, 中間型悪性腫瘍においては術前の組織診断が必須で

あると考えてよい. 生検の結果で悪性もしくは中間型悪性と診断された場合には速やかに専門家に診療を依頼すべきであり, 病理診断が確定しない場合には病理専門医への診断も仰ぐことも検討すべきである. 日本病理学会や国立がん研究センターでも病理診断コンサルテーションシステムを設けており, 診断が難しい希少がんや特殊な解析が必要となる腫瘍などの病理診断困難症例をその領域に精通した専門病理医に依頼し, その診断意見を返却するコンサルテーションシステムを通じてより適切な診断が得るようにすることを推奨している[6].

軟部腫瘍の切開生検のポイント

① 腫瘍が 5 cm を超える場合にはできる限り生検前に MRI(可能であればガドリニウム造影あり)を撮影する(図 1). 軟部腫瘍の生検部位の特定や切除範囲の決定に最も有用な検査である. 腫瘍内が均一でない場合には造影部位から

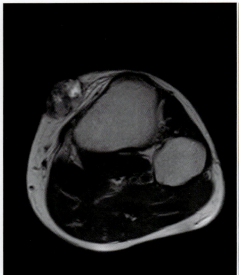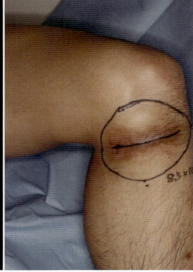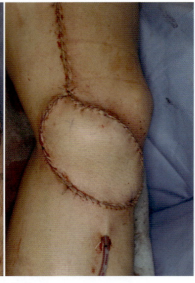

図 2. 下腿皮下悪性軟部腫瘍への不適切な横皮切での生検

の生検も考慮される．

② 腫瘍の一期的な切除生検は小さな腫瘍（2 cm 以下のもの）とし，特に前腕以遠（前腕〜手部）に発生した軟部腫瘍は生検における腫瘍播種により機能温存できないこともあるために注意を要する．また原則として軟部腫瘍が 5 cm 以上の大きさの場合には組織診断のために腫瘍を全摘出することはガイドライン上でも推奨されていない[4]．

③ 軟部腫瘍が悪性の場合は生検経路も含めて追加切除することになるため，それを考慮した皮切をデザインする．四肢では組織への播種を最小限にするために必ず縦方向の皮切で行い，筋肉内を通じて生検を施行することが大原則である．しかし実臨床では整容的観点から横方向の皮切や S 字状皮切で生検が行われるケースをしばしば認める（図 2）．この場合には生検時に多くの筋肉を汚染する危険性があり，四肢において横皮切による生検は絶対に避けるべきである．

④ 皮膚や皮下の腫瘍の場合にはその深層にある筋膜を傷つけないように配慮する．腫瘍直下の筋膜を温存することは次回切除時の深部バリアとしての筋膜を確保すること，余計な腫瘍播

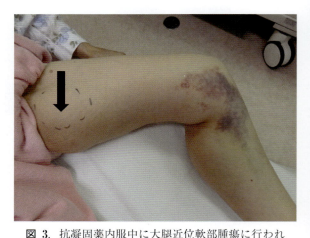

図 3. 抗凝固薬内服中に大腿近位軟部腫瘍に行われた針生検による皮下出血
バイアスピリン内服中の左大腿部軟部腫瘍，薬剤確認をせずに生検．→が前医での針生検部位，皮下出血が膝周囲まで広がっている．

種を防ぐことに繋がる．

⑤ 生検時に腫瘍からの出血を認める場合には必ず丁寧に止血し，術後は後出血が周囲に広がらないように十分に圧迫しておくことが重要である．また抗凝固薬を内服しているような患者からの生検においては，生検後の皮下出血による腫瘍播種を防ぐために適切な休薬期間を設けてから生検に臨むべきである（図 3）．生検後

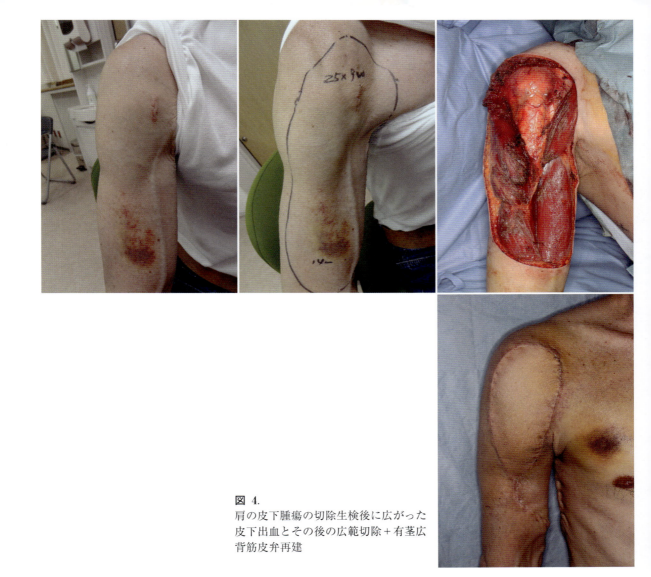

図 4.
肩の皮下腫瘍の切除生検後に広がった皮下出血とその後の広範切除＋有茎広背筋皮弁再建

に悪性腫瘍であった場合，出血の広がった範囲は腫瘍播種とみなされ，次回の切除範囲に含まれることになる（図 4）．

中間型悪性軟部腫瘍の治療総論

中間型悪性軟部腫瘍において局所治療が必要になる場合，治療方針としてまず外科的切除を選択する．しかし原則として疼痛などの症状を伴わない無症状の腫瘍や増大傾向が極めて緩徐である腫瘍においては，切除のメリット・デメリットを勘案した上で，経過観察を選択することも考慮できる．また中間型悪性軟部腫瘍切除をする場合に悪性軟部腫瘍（肉腫）と同様に広範切除を行うべきかどうかにおいては議論があり，腫瘍の組織型ごとに慎重な判断を有する．広範切除では切除後に軟部組織をはじめとする欠損や神経や血管切除の可能性もあり，術後に機能障害を伴う可能性がある．しかし中間型悪性軟部腫瘍においては腫瘍の存在自体は生命予後に影響を与えないことも多いことから，より術後機能温存や侵襲を重視した術式を慎重に検討すべきである．このため中間型悪性軟部腫瘍の切除においてはその診断も含めて専門医への紹介も考慮される．また中間型悪性軟部腫瘍においては一部の例外的な腫瘍や遠隔転移などの進行例（悪性化例）を除き，原則として治療のために化学療法や放射線治療を行う必要はない．

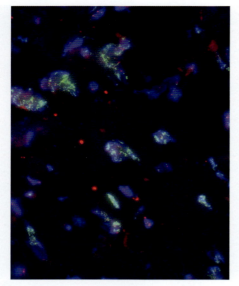

図 5. FISH による *MDM2* 遺伝子の増幅（緑色）

代表的な中間型悪性腫瘍

前述したように中間型悪性軟部腫瘍として現在約25組織型が定義されている．ただし骨・軟部腫瘍専門医の見地から見ても極めて稀な組織型も含まれており，全ての組織型に精通する必要はないと考える．ここでは日常臨床でしばしば遭遇することがある 3 つ代表的な中間型悪性軟部腫瘍について述べる．

1．Atypical lipomatous tumor/well-differentiated liposarcoma（異形脂肪性腫瘍/高分化型脂肪肉腫）

Atypical lipomatous tumor/well-differentiated liposarcoma は以前より高分化型脂肪肉腫（well-differentiated liposarcoma）と呼称されていたが，現在専門家の間では異形脂肪性腫瘍（atypical lipomatous tumor；ALT）と呼ばれることも多い．ALT は分子遺伝学的に *MDM2* もしくは *CDK4* の増幅を認めることがよく知られており（図 5），他の脂肪性腫瘍との鑑別診断に有用である．大腿部などの四肢に好発することが多いが，後腹膜腫瘍として発生することもよく知られている．この腫瘍は原則として遠隔転移をすることはないものの，年単位の経過で増大することが知られており，実臨床ではしばしば初診時に 30 cm を超える巨大腫瘍で発見されることもある．増大する腫瘍においては外科的切除が検討され，術式としては広範切除でなく，辺縁切除が施行される．この腫瘍において臨床医が知っておくべき最も重要な事項は腫瘍が脱分化し，高悪性度化するリスクを有していることである（図 6）．四肢発生の異形脂肪性腫瘍においては脱分化のリスクは後腹膜発生に比して低いことが知られているものの，再発時や経過観察した場合には稀に脱分化し，高悪性度化するリスクがあることを患者に伝える必要がある．脱分化した場合には造影 MRI で脱分化領域が強く造影されることが多く，治療としては広範切除が選択される．

2．Dermatofibrosarcoma protuberans（隆起性皮膚線維肉腫）

Dermatofibrosarcoma protuberans（DFSP）は局所浸潤性の高い代表的な皮膚悪性腫瘍の 1 つであり，WHO 分類では中間型悪性腫瘍に分類されている．多くは体幹の表層，皮下に発生する．やや男性に多く，青年〜中年に発症するが，小児例も散見される．また腫瘍は通常結節状であり，緩徐な成長であることが知られている．時に 10 年単位の長期間にわたり存在を認めている症例もある．分子遺伝学的には *COL2A1-PDGFR* 融合遺伝子の存在が知られており，診断に有用である．また 5% 程度の症例で線維肉腫化（fibrosarcomatous transformation）が生じることが知られており（図 7），この場合には高悪性度肉腫として扱われる．治療には広範切除が必要であり，特に皮膚方向に沿って浸潤していることが多く，切除縁の設定には注意を要する．線維肉腫化し，転移などを有する場合には化学療法が検討されるが，*PDGFR* の融合遺伝子を標的とした Imatinib 投与の有効性が知られている[7]．ただし本邦では保険適用外である．

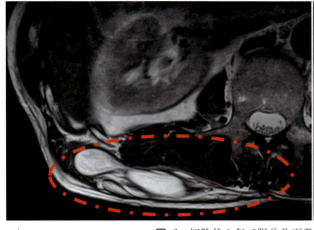
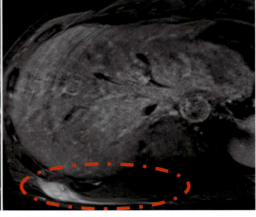

a|b

図 6. 切除後 1 年で脱分化再発した異形脂肪性腫瘍
a：切除前の異形脂肪性腫瘍
b：術後 1 年で脱分化し，再発時の MRI で強く造影されている．

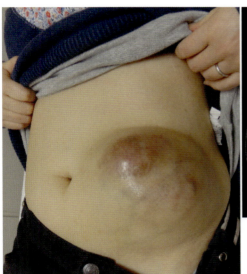
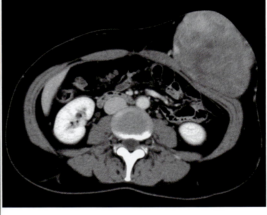
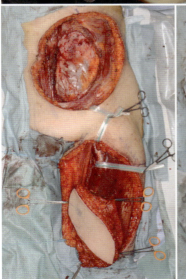
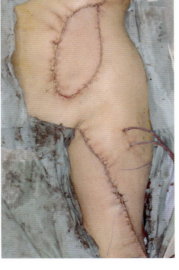

a|b
c|d

図 7.
腹壁で線維肉腫化した隆起性皮膚線維肉腫
広範切除＋有茎前外側大腿皮弁

3．Desmoid fibromatosis（デスモイド型線維腫症）

デスモイド型線維腫症（Desmoid fibromatosis；DF）は局所浸潤性が非常に強い線維芽細胞増殖性の中間型悪性腫瘍の代表である．一方で遠隔転移は認めない腫瘍である．欧米では年間100万人中4人以下に発症する希少疾患である．発生は2：1で女性に多く，10～40歳代までの若年成人に好発する．主に腹腔内と腹腔外に発生し，全体の30～40％が四肢に発生するが，腹腔外腫瘍は腹壁（20％），胸壁（10％）などにも好発する．DF全体の10％程度の患者に外傷や手術の既往歴があるとされ，特に腹壁発生例では15％程度で過去5年以内の妊娠歴があることが報告されている[8]．DF全体の90％以上は孤発性であるが，5～10％は家族性の大腸ポリポーシスを発症するGardner症候群の患者に好発することも知られている．発症要因として体細胞突然変異（somatic mutation）としての *CTNNB1*（βカテニン遺伝子）変異が知られており，Gardner症候群に併発するDFでは生殖細胞突然変異（germline mutation）としてのAPC変異が認められる．DFは通常疼痛のない，辺縁不明瞭な硬い腫瘤として見つかることが多いものの，一部の患者では疼痛や熱感などを訴える．臨床症状や病勢は個人による程度の幅が大きく，自然縮小も認めることから正確な病勢予測が困難であることも多い．MRIでは浸潤性増殖を示し，悪性軟部腫瘍との鑑別を要するため生検での病理組織学的診断は必須であり，腫瘍細胞の核にβカテニンが強く発現している特徴がある．治療に関して以前は積極的な切除がなされていた．しかし極めて高い再発率や術後機能障害を有すること，腫瘍の存在が生命予後に影響を及ぼさないことから，無症状のDFに対する治療にはwait and seeという慎重な経過観察が治療に中心になっている．DFにおける手術と経過観察を比較した前向き研究では，治療介入2年後に手術による再発もしくは経過観察のみによる腫瘍増大が生じなかった割合は手術群53％，経過観察群58％であり，有意な差を認めなかったと報告している[9]．2019年には本邦ではDFの治療ガイドラインが公開された[10]．ただし疼痛などの症状が強い場合や経過観察が困難な場合，切除後の機能障害が少ないと予想される場合には薬物療法や外科的切除も考慮される．DFの対する薬物療法としてはCOX2阻害剤である非ステロイド性抗炎症薬（NSAIDs）や抗ホルモン薬であるタモキシフェンに加えて，抗がん剤としてメソトレキセート＋ビンブラスチン療法（MTX＋VBL），ドキソルビシンなどが用いられる．近年は上記に加え，複数の分子標的薬の有効性が報告されている[11,12]．

おわりに

本稿では軟部腫瘍における中間型悪性腫瘍について述べた．近年，組織型の確定診断には分子遺伝学的手法が用いられるようになっており，より正確な診断ができるようになった．臨床医は中間型悪性腫瘍の特性を理解し，正確な診断の上で治療方針を決めるべきである．また中間型悪性腫瘍の代表であるDFのような希少疾患においても本邦で治療ガイドラインが定められ，一定の治療指針が推奨されるようになったことは喜ばしい．一方で中間型悪性腫瘍は希少性ゆえに症例報告や後方視的観察研究が多く，エビデンスレベルの高い報告はほとんど存在しない．すなわちガイドラインとして強く推奨できる治療方針がなく，有効とされる薬剤においても本邦では保険適用外のものが多いことは今後の課題である．このような希少腫瘍における治療開発や臨床試験の実施には患者会の協力も不可欠である．医師と患者の相互協力がさらに進み，本邦でも治療開発のための環境成熟が進むことを期待している．

参考文献

1) The WHO Classification of Tumours Editorial Board. WHO Classification of Tumours, Soft Tissue and Bone. 5th ed. pp2-3, Lyon, 2020.
2) 日本整形外科学会診療ガイドライン委員会：軟部

腫瘍診療ガイドライン 2020. p35-36. 南江堂, 2020.

3) Toki, S., et al. : Image-guided core needle biopsy for musculoskeletal lesions. J Orthop Sci. 27(2) : 448-455, 2022.

4) 日本整形外科学会診療ガイドライン委員会：軟部腫瘍診療ガイドライン 2020. p43-47. 南江堂, 2020.

5) Kawai, A., et al. : Histological diagnostic discrepancy and its clinical impact in bone and soft tissue tumors referred to a sarcoma center. Cancer Sci. 115(8) : 2831-2838, 2024.

6) https://ganjoho.jp/med_pro/med_info/image_diagnosis/pathological.html

7) Navarrete-Dechent, C., et al. : Imatinib treatment for locally advanced or metastatic dermatofibrosarcoma protuberans : a systematic review. JAMA Dermatol. 155(3) : 361-369, 2019.

8) van Houdt, W. J., et al. : Yield of colonoscopy in identification of newly diagnosed desmoid-type fibromatosis with underlying familial adenomatous polyposis. Ann Surg Oncol. 26(3) : 765-771, 2019.

9) Penel, N., et al. : Surgical versus non-surgical approach in primary desmoid-type fibromatosis patients : A nationwide prospective cohort from the French Sarcoma Group. Eur J Cancer. 83 : 125-131, 2017.

10) https://www.joa.or.jp/public/bone/pdf/desmoid.pdf

11) Gounder, M. M., et al. : Sorafenib for advanced and refractory desmoid tumors. N Engl J Med. 379(25) : 2417-2428, 2018.

12) Toulmonde, M., et al. : Pazopanib or methotrexate-vinblastine combination chemotherapy in adult patients with progressive desmoid tumours(DESMOPAZ) : a non-comparative, randomised, open-label, multicentre, phase 2 study. Lancet Oncol. 20(9) : 1263-1272, 2019.

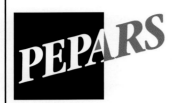

◆特集/良性腫瘍マスターガイド―このホクロ大丈夫？―

保険による皮膚良性腫瘍の切除について
―保険算定のしくみと現状―

関堂 充*

Key Words: 皮膚良性腫瘍(benign skin tumor), 色素性母斑(melanocytic nevus), 保険診療(public insurance), 外保連試案, 医療費(medical fee)

Abstract 形成外科分野にて最も多い手術は良性皮膚腫瘍摘出である．皮膚腫瘍は粉瘤（アテローマ），色素性母斑のほか脂肪腫や血管腫，脂漏性角化症や疣贅などがあり，皮膚腫瘍摘出（K005 皮膚，皮下腫瘍摘出術（露出部），K006 同（露出部以外），K003 皮膚，皮下，粘膜下血管腫摘出術（露出部），K004 同（露出部以外）として保険収載されている手技である．しかし一部の腫瘍は美容との境界が難しいものも多い．本稿では本邦における公的保険のしくみと保険点数およびその根拠，査定の現状や保険請求上の注意点などについて解説する．

本邦における保険診療

本邦で医療保険と言われているものには 2 種類あり公的保険（医療保険，年金保険，労働保険など法律により国民全員がいずれかに加入することが義務づけられている保険）と私的保険（生命保険，火災保険，自動車保険など）からなっている．

本邦の保険医療制度の特徴は，① 国民皆保険制度：すべての国民が何らかの公的医療保険に加入している，② 現物給付制度：医療行為（現物）が先に支払われ，費用は保険者から医療機関に事後に支払われる，③ フリーアクセス：自らの意思により自由に医療機関を選ぶことができる，の 3 点である[1]．

公的医療保険は病気や怪我等の際，病院で治療を受けた際に支払う費用の負担を補助する制度で，国民は決められた保険料を納付することが義務付けられている．医療保険を利用して治療を行うことを"保険診療"と言い，利用しないものを"自費診療"と言う．医療保険には被用者保険（会社員など被用者を対象とするもの）と国民健康保険（自営など社会保険加入者以外が加入する）があり，他に 75 歳以上と 65 歳から 74 歳までの一定の障害がある人を対象とした後期高齢者医療制度，公費負担医療がある（図 1）．

保険診療を行った場合，医療保険加入者は治療費の総額（療養の給付に要する費用の額）の内の定められた患者負担率分のみを支払い，残りは保健医療機関が被保険者一部負担金を除いた額を保険者（健康保険組合や国民保険組合）に診療報酬を請求する（図 2）．保険者からは審査支払い機関（被用者保険では社会保険診療報酬支払基金，国民健康保険では国民健康保険団体連合会）を通じ，保健医療機関に支払われる．療養の給付に要する費用

---

* Mitsuru SEKIDO, 〒305-8575 つくば市天王台 1-1-1 筑波大学医学医療系形成外科，教授

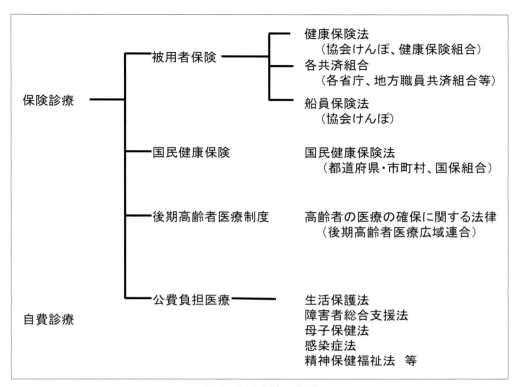

図 1. 医療保険の分類

（文献 1 より改変）

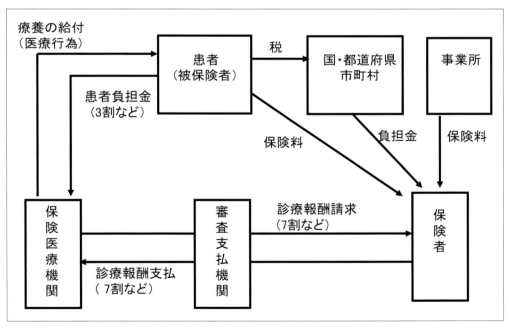

図 2. 医療保険による支払いシステム

患者が保険医療機関で治療（療養の給付）を受けると定められた割合の患者負担金を支払う．保険医療機関は保険者に残りの費用を診療報酬請求し，支払い審査機関の審査を経て診療報酬が支払われる．問題あれば査定，返戻となる．

（文献 1 より改変）

の額は厚生労働大臣が定めるところに算定する.
この仕組みは健康保険法その他の医療保険各法に
規定されており,それらの規定に同意した保険医
療機関等が自由意思で参加することにより実施さ
れている.これが,保険診療が「保険者と保険医療
機関との間で交わされた公法上の契約に基づく
"契約診療"とされる理由である.

また保険診療を行うためには保険医の登録,保
険医療機関での診療が必要となり,保険診療は保
険医療機関および保険医療養担当規則(療養担当
規則)の規程を遵守しなければならない.療養担
当規則は健康保険法等において,保険診療を行う
上で保険医療機関と保険医が遵守すべき事項とし
て定められた厚生労働省令である.保険医療機関
の療養担当について(例:療養の給付の担当範囲,
担当方針,など),保険医の診療方針等について
(例:診療の一般的・具体的方針,診療録の記載,
等)などが規定されている.

健康保険の給付には,対象とならないもの,制
限されるものがあり,病気とみなされないもの
(健康診断・人間ドック・正常な妊娠・出産・予防
注射・歯列矯正・美容整形),仕事上の病気やケガ
(労災保険の適用),などがあり,また交通事故や
喧嘩などの第三者行為の治療費は健康保険の適用
外である.また特殊療法の禁止・厚生労働大臣の
定める医薬品以外の薬物の禁止・診療の具体的方
針(研究的診療等の禁止)が規定され,医学的の評価
が十分に確立されていない,「特殊な療法又は新
しい療法等」の実施,「厚生労働大臣の定める医薬
品以外の薬物」の使用,「研究の目的」による検査
の実施などは,保険診療上認められてはいない.
保険での治療には薬事収載や添付文書に記載され
た使用目的または効果などが必要となる.

また点数表にない手術は保険診療では禁止され
ており,特殊な手術や従来の手技と著しく異なる
手術などについては当局に必ず内議すると定めら
れている.

医学的に妥当適切な傷病名等のみでは,診療内
容の説明が不十分と思われる場合は,請求点数の

高低に関わらず,「症状詳記」で補う必要があると
されている.

令和3年度国民医療費の概況によると,国民医
療費は約45兆円,前年度の約43兆円に比べ,2
兆694億円,4.8%の増加となっている.人口1人
あたりの国民医療費は35万8,800円,前年度の
34万600円に比べ18,200円,5.3%の増加となっ
ている.国民医療費の国内総生産(GDP)に対する
比率が8.18%(前年度7.99%)であり,医療費の増
加が現在問題となっている.高額器械や高額薬剤
なども増加してきており今後はさらなる保険診療
の慎重な運用が求められている[2].

保険点数の算定根拠—外保連試案について—

皮膚良性腫瘍摘出・切除は形成外科の中で最も
多い手術である.2022年の形成外科アニュアルレ
ポートでは手術数355,404例のうち,良性腫瘍が
190,928例(53.7%)であった.良性腫瘍のうちわ
けは粉瘤(表皮嚢腫,アテローマ,アテローム)が
45,736例(24.0%),次いで色素性母斑が19,890
例(10.4%),皮膚良性腫瘍が17,471例(9.2%),
脂肪腫13,718例(7.2%),血管腫,脂漏性角化症,
乳児血管腫,異所性蒙古斑,石灰化上皮腫,尋常
性疣贅と続いている[3].粉瘤が男性:女性 27,623:
18,113と男性に多いのに対し,他の腫瘍は女性に
多い.色素性母斑は男性:女性 5,739:14,151
と女性が倍以上を占めており,色素性母斑に対す
る女性の関心の高さを示している.また皮膚良性
腫瘍の分類も内容は不明だが男性:女性
7,914:9,557と女性が多く,中には色素性母斑も
一部含まれていると考えられる(図3).

色素性母斑のうち17,172例(86.3%),皮膚良性
腫瘍のうち16,088例(92.1%)が局所麻酔で摘
出・切除されており,小さなものが多いことがう
かがわれる.

皮膚良性腫瘍における保険点数として以下のも
のが主に収載されている[4].

K003 皮膚,皮下,粘膜下血管腫摘出術(露出部)
1 長径3センチメートル未満 3,480点

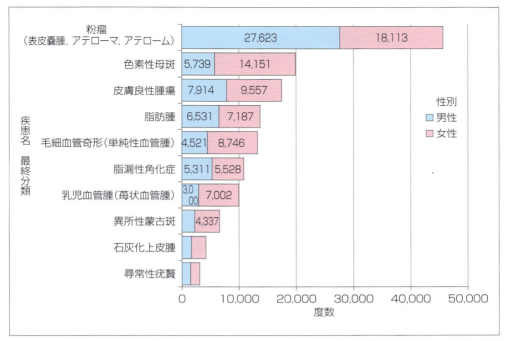

図 3. 日本形成外科学会における皮膚良性腫瘍の内訳（2022 年度）
（文献 3 より引用）

2　長径 3 センチメートル以上 6 センチメートル未満　9,180 点
3　長径 6 センチメートル以上　17,810 点

K004　皮膚，皮下，粘膜下血管腫摘出術（露出部以外）
1　長径 3 センチメートル未満　2,110 点
2　長径 3 センチメートル以上 6 センチメートル未満　4,070 点
3　長径 6 センチメートル以上　11,370 点

K005　皮膚，皮下腫瘍摘出術（露出部）
1　長径 2 センチメートル未満　1,660 点
2　長径 2 センチメートル以上 4 センチメートル未満　3,670 点
3　長径 4 センチメートル以上　5,010 点

K006　皮膚，皮下腫瘍摘出術（露出部以外）
1　長径 3 センチメートル未満　1,280 点
2　長径 3 センチメートル以上 6 センチメートル未満　3,230 点
3　長径 6 センチメートル以上 12 センチメートル未満　4,160 点
4　長径 12 センチメートル以上　8,320 点

＊露出部とは，頭部，頸部，上肢にあっては肘関節以下，および下肢にあっては膝関節以下を言う．

　腫瘍切除の算定根拠は外保連試案にて示されている[5]．外保連（外科系社会保険委員会連合）とは 1967 年に我が国の外科系診療における適正な診療報酬を学術的に検討することを目的として外科系の 9 の学会により発足した団体である．日本形成外科学会は発足時の学会の 1 つであり，外保連は現在 120 の外科系学会からなる団体へと発展している．外保連は，我が国の医療保険制度の中の外科系診療に対する，適正かつ合理的な診療報酬はどうあるべきかについて学術的に研究し，合理的な外科系診療報酬体系を構築することを目的としており，その結果を 1982 年，「手術報酬に関する外保連試案（第 1 版）」として公表した．その後，手術報酬のみならず処置，検査，麻酔なども幅広く網羅している．2010 年の診療報酬改定より外保連試案を科学的根拠とした保険点数の評価が行わ

表 1. 術者の経験年数と技術度区分

分 類	経験年数	対応する身分
A	1	初期臨床研修医
B	5	初期臨床研修修了者
C	10	基本領域の専門医
D	15	Speciality 領域の専門医もしくは基本領域の専門医更新者や指導医取得者
E	15	特殊技術を有する専門医

（外保連試案 2024 より引用）

表 2. 医師の経験年数と人件費/時間

経験年数	令和4年俸給表*	月 額	技術度区分	給与指数(a)	技術度指数(b)	経験年数指数(a)×(b)	人件費/時間
1	1級1号	253,600	A	1.000	1.000	1.000	6,650
5	1−17	309,300	B	1.220	3.000	3.659	24,330
10	2−17	385,600	C	1.521	5.500	8.363	55,610
15	3−13	429,900	D	1.695	8.000	13.462	90,190
15	3−13		E**	1.695	12.000	20.342	135,270

*国家公務員医療職俸給表に準じる
**技術度区分 E は技術度区分 D の 1.5 倍とする
***助手の技術度は第1助手は執刀医より1区分下，第2助手は2区分下，第3助手は
3区分下，第4助手は4区分下（最低でも技術度 A）

（外保連試案 2024 より改変）

れている[6].

外保連試案は術者の技術度（表1），術者・助手の人数，技術度に応じた術者・助手の人件費（表2），手術時間，手術室占有時間，医療材料（基本手術セット，特定保険医療材料など）などからなり，それにより手術指数，金額が決定する（表3）．4年に1回程度，700を超える各病院で実態調査が行われ外保連試案の精緻化がなされ，保険点数の増減が行われている．同様の団体としては内科系学会社会保険連合（内保連），看護系学会等社会保険連合（看保連）がある．

各地域の保険審査

保険審査は社会保険（支払基金），国民保険（国保連合）で各都道府県ごとにそれぞれ審査委員会があり，医療費請求の審査・支払いが行われている．審査は保険医療機関等における個々の診療行為等を請求された診療報酬明細書（レセプト）に基

づき保険診療ルール（療養担当規則，診療報酬点数表，関連通知等）に適合しているかどうかを医学的見地より確認する．

審査委員会において，専門的な職能を持つ医師，歯科医師および薬剤師である委嘱された審査委員が，保険医療機関等から提出されたレセプトの請求内容について，診療側，保険者側に偏ることなく適正に確認し，審査の決定を行っている[7].

審査の決定は合議制を採用しており，審査の結果，診療内容等が適切でないと判断されるものについては査定し，また，診療行為等の適否が判断し難いものについては保険医療機関等に返戻して再提出を求めるほか，必要に応じて診療担当者等との面接懇談や来所懇談が行われる[7]．また，入院に係る医科診療報酬明細書のうち合計点数（心・脈管に係る手術を含む診療に係るものについては特定保険医療材料に係る点数を除いた合計点数）が38万点（特定機能病院および臨床研究中

表 3. 皮膚良性腫瘍における外保連試案

試案 ID	S81-0006100	S93-0006300
手術名	皮膚良性腫瘍摘出術・露出部・長径 2 cm 未満	皮膚良性腫瘍摘出術・露出部・長径 2 cm 以上 4 cm 未満
診療報酬コード	K005 1	K-005 2
点数	1660	3670
技術度	C	C
手術所要時間	0.5	0.75
手術室占有時間		
医師数(協力医師＋執刀医)	2	2
看護師数	1	2
技師数	0	0
助産師数	0	0
手術指数	1.65	2.47
医療材料(基本セット)	頭頚部_3	頭頚部_3
手洗い人数/交代回数	2/0	3/0
医療材料 2-a(償還できるもの)	非固着シリコンガーゼ，吸引留置カテーテル (2)受動吸引型	非固着シリコンガーゼ，吸引留置カテーテル (2)受動吸引型
医療材料 2-c(特殊縫合糸)	PDS-Ⅱ 1 本 エチロン 2 本	PDS-Ⅱ 1 本 エチロン 3 本
医療材料費合計	20,721 円	23,136 円
診療報酬額(加算除く)	16,600 円	36,700 円

(外保連試案 2024 より一部抜粋)

表 4. 令和 2 年 3 月審査分原審査状況(件数別，点数別)

医科・歯科計	支払基金(件)	国保連(件)
令和 2 年 3 月審査分原審査請求件数…(a)	64,582,796	53,068,406
令和 2 年年 3 月原審査査定件数…(b)	713,05	649,108
(査定率)…(b)/(a)	(1.10%)	(1.22%)

医科・歯科計	支払基金(点)	国保連(点)
令和 2 年 3 月審査分原審査請求点数…(a)	121,233,884,279	179,614,471,177
令和 2 年年 3 月原審査査定点数…(b)	309,040,221	448,461,552
(査定率)…(b)/(a)	(0.255%)	(0.250%)

(文献 7 より引用)

核病院にあっては 35 万点)以上のもの，肺移植，心移植，肝移植手術を含む診療に係るものおよび歯科診療に係る診療報酬明細書のうち合計点数が 20 万点以上のものは本部に設置された特別審査委員会の審査対象となる．審査員の名簿は開示請求などで調べることが可能である．

令和 2 年の査定状況において件数における査定率は 1% 程度であり，点数においては 0.25% であった(表 4)．再審査，返戻件数では医療機関側の復点は 30% 以上であり，再審査請求で比較的復点出来ていることが示されている(表 5)[8]．支部間の審査結果の不合理な差異の存在があると指摘されており，同一疾患，同一手技でも地域によって差違があることが問題になっている[8]．支部ごと

表 5. 令和 2 年 3 月　再審査請求，返戻，復点の状況

	医科・歯科計	支払基金(件)	国保連(件)
保険者	再審査請求件数…(c)	789,099	810,742
	再審査査定・返戻件数…(d)	207,584	342,793
	再審査請求件数に対する査定・返戻件数の割合…(d)/(c)	26.30%	42.30%
医療機関	再審査請求件数…(c1)	22,571	37,470
	再審査復点件数…(d1)	8,000	14,406
	再審査請求件数に対する復点件数の割合…(d1)/(c1)	35.40%	38.40%

(文献 7 より引用)

のコンピュータチェックルールの本部コンピュータチェックへの取り込みまたは廃止による審査基準の統一化，審査センターの集約化，AI による振り分け機能，本部特別審査委員会のレセプト対象点数引き下げによる拡大などの見直しが進んでいる．

皮膚良性腫瘍の摘出における保険診療

療養担当規則には，1. 医学的に妥当適切な傷病名を主治医自らつけること，2. いわゆるレセプト病名(査定を逃れるため実態のない架空病名)の禁止，3. 医学的に妥当適切な傷病名等のみでは診療内容の説明が不十分と思われる場合は，請求点数の高低に関わらず，「症状詳記」で補う必要がある，4. 虚偽の内容を記載しないこと，などの規程がある[1]．故意に不正または不当な診療(診療報酬の請求)を行ったもの，重大な過失により不正または不当な診療(診療報酬の請求)をしばしば行ったものは保険医登録・保険医療機関指定の取消処分の可能性がある．

現在は未だ各支部における審査結果において差違があるのが現状であり，皮膚良性腫瘍摘出・切除が美容外科手術と見なされる場合や，明らかに美容目的で小さなものは査定されることがある．

特にいわゆる黒子・ほくろ(径 10 mm 程度までの色素性母斑[9])切除に関しては注意することが必要であり，査定されたという話も時に耳にする．保険適用のないレーザーによる焼灼などは自費になることは言うまでもない．小さな悪性を疑わない母斑で美容目的なものは自費で行うことが望ましい．また予防目的での切除について保険適用は不可である．自費扱いとする場合の基準を明確にして，不要な混乱を招かないように注意したい．

美容的な処置を行った場合，自費と保険適用が混在することがないように，診療録を分けるなど分別を明快にしておくことが推奨される．

本邦では悪性黒色腫が四肢末端型(acral lentiginous melanoma；ALM)が多いため四肢末端の黒色斑を心配して受診する患者も多いが，日本形成外科学会診療ガイドラインによると色素性母斑は悪性化するか，という問いに対し，先天性色素性母斑は径が 20 cm 以下のものは悪性化の恐れはなく，それ以上のものは注意が必要(1B)となっており，小さな先天性のものは組織生検や切除生検の必要が少ないと思われる[10]．後天的なものでは悪性黒色腫の診断基準が 6 mm 以上となっているため急激に増大し診断基準に適合して疑わしいものは切除し，組織検査を行ってもよいと思われる．また 5 mm 以下の小型黒色腫(small melanoma)も存在するため[11]，臨床的に疑わしく症状詳記などで説明可能なものは切除・検査を保険で行うことが可能と思われる．しかし大きさが数 mm で平坦な単純黒子と言われるものの保険適用には慎重になる必要がある．

保険適用の手術を行うと判断したものに関しては皮膚良性腫瘍という病名で手術を行うことになるが，この場合は摘出標本の病理検査を行うことが必須である．

一般に手術の場合は，局所麻酔と術後処置を行ったことの記載が必要とされている．症状詳記では，腫瘍の部位と大きさ，可能であれば症状，

切除して縫合したという手術内容の記載が必要である．また請求時には，局麻の算定漏れをしないように注意する．上記は各支部で必ずあてはまるものではないが，査定を少なくするために必要なことと思われる．保険診療を担当する医師は適正な治療・請求を心がけて診療を行っていくべきである．

謝　辞

本稿に関してご助言，ご指導を頂きました日本形成外科学会社会保険委員会　顧問　金子　剛先生，同委員長　島田賢一先生，日本形成外科学会社会保険委員および審査員の諸先生に深謝いたします．

参考文献

1) 保健医療の理解のために（医科）令和6年度．
https://www.mhlw.go.jp/content/001322769.pdf
（2024.11.19 最終閲覧）
2) 国民医療費の状況．https://www.mhlw.go.jp/toukei/saikin/hw/k-iryohi/21/dl/kekka.pdf
（2024.11.19 最終閲覧）
3) 日本形成外科学会HP．2022年度アニュアルレポート
https://jsprs.or.jp/member/members_only/restricted/annual_report/docs/2022_annual_report.pdf
（2024.11.19 最終閲覧）
4) 診療報酬BASIC点数表2024．医学通信社，2024．
5) 外保連試案2024．一般社団法人外科系学会社会保険委員会連合編．医学通信社，2023．
6) 外保連とは．一般社団法人外科系学会社会保険委員会連合
http://www.gaihoren.jp/gaihoren/public/about/about.html
（2024.11.19 最終閲覧）
7) 社会保険診療報酬支払基金HP．審査委員会関連
https://www.ssk.or.jp/smph/shinryohoshu/gyomuflow/soshiki_sinsa.html
（2024.11.19 最終閲覧）
8) 審査支払い機関の現状と課題について
https://www.mhlw.go.jp/content/12401000/000681120.pdf
（2024.11.19 最終閲覧）
9) 難波雄哉：XII．黒子除去術．形成外科手術手技シリーズ．皮膚表面外科．大浦武彦編著．173-179，克誠堂出版，1990．
10) CQ10．色素性母斑は悪性化することがあるか？．形成外科診療ガイドライン1 2021年版．122-123，金原出版，2021．
11) 真部俊明，信藤　肇：2．悪性腫瘍：悪性黒色腫総論．皮膚腫瘍II．真部俊明，清水道生編集．70-86，文光堂，2010．

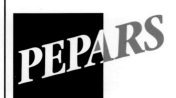

◆特集/良性腫瘍マスターガイド―このホクロ大丈夫?―
がんを追い越す：
がん予防の革新

桑原　大彰*

Key Words：皮膚がん(skin cancer)，前がん病変(cancer precursor)，早期発見(early detection)，がん予防(cancer prevention)，治療戦略(treatment strategies)

Abstract　本セクションでは特定の皮膚病変から皮膚がんへの進展を遅らせる，または阻止する予防戦略と，過不足のない治療戦略に焦点を当てる．特に，メラノーマを疑う爪甲色素線条や，悪性腫瘍としての側面を持つケラトアカントーマの効果的な管理と介入方法，日光角化症や脂腺母斑などがん化リスクを有する疾患の扱い方について詳述する．形成外科医や皮膚科医が日常的に遭遇することも多い汗孔腫や増殖性外毛根鞘性嚢腫なども悪性化のリスクがあるため積極的な治療が推奨される．これらの病変をいかにして効率的に拾い上げ，早期に治療するかが，がんの発生を阻止する鍵となる．また，進化する治療技術と臨床研究に基づく最新の知見は，がん予防の範囲を広げ，患者の生活の質を維持・向上させるための戦略を提供する．これにより，形成外科や皮膚科の専門家だけでなく，患者自身も積極的ながん予防の取り組みに参加することが可能となる．

小児の爪甲色素線条
：爪母メラノーマを疑うべきサインと経過観察のプロトコル

　結論　小児の爪甲色素線条は，経過観察を推奨

　爪甲色素線条の原因には，外傷，薬剤による副作用，内分泌障害などが含まれるが，線条の幅が拡がる，色調が不均一，または Hutchinson 徴候が見られる場合はメラノーマの徴候となることがある．若年層では，臨床上メラノーマが疑われる場合でも，ほとんどが黒子，母斑細胞性母斑，または atypical melanocytic hyperplasia であるため，侵襲的検査や切除は行わず，慎重な経過観察を推奨されたい．しかし実際の臨床現場では，小児の爪甲色素線条の良悪を完全に診断することが困難な症例に遭遇することがしばしばある．それは，爪母に発生した色素性母斑や色素斑(nail matrix nevus)では pseudo-Hutchinson 徴候(爪郭に色素沈着を認めるが，実際には爪甲の色素沈着が透見して見えるため Hutchinson sign と診断してしまう)(図 1-a)や, triangular sign(近位に幅広く黒色病変が見られる)，dots/globules(点状や小球の構造)など，メラノーマを疑う所見が成人と比べ小児で頻度が高いことが一因である．またメラノーマを疑う，線条の不規則なパターンや Hutchinson 徴候も，小児では成人よりも多い傾向にある[1]．さらに小児の場合は生検や切除した病理組織を確認しても，診断は容易でないことがある(図 2：症例 1)．

　症例 1：6 歳，女児に見られた爪甲色素線条の病理像では，爪母の基底層にメラノサイトの不規則

---

* Hiroaki KUWAHARA, 〒211-8533　川崎市中原区小杉町 1-383　日本医科大学形成外科，特任准教授

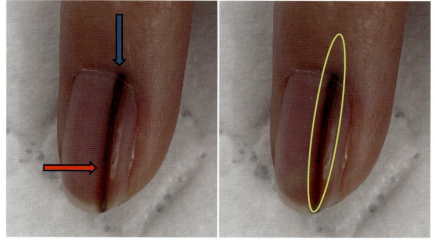

図 1. 30代，女性．左小指の規則的な爪甲色素線条．良性の色素細胞性母斑であるが pseudo-Hutchinson sign を有する．
a：爪甲色素線条．赤：細線条と線条帯ともに規則的，青：pseudo-Hutchinson sign
b：仮に生検を行う場合のシェーマ．メラノーマの発生母地である爪母を含むように切除する（黄線）．

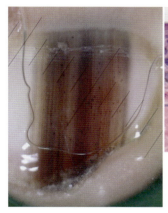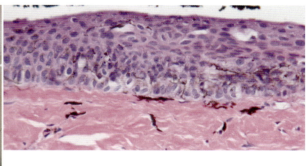

図 2. 症例1：6歳，女児
右母指の爪甲色素線条．臨床像および病理所見と併せてメラノーマが疑われるが，junctional nevus である．
a：ダーモスコピー像．メラノーマを鑑別疾患とする不規則な爪甲色素線条
b：メラノサイトの不規則な増殖を認める．
（日本医科大学武蔵小杉病院皮膚科　伊東慶悟先生より提供）

な増殖を認めた．臨床像からはメラノーマを疑ったが，実際には junctional nevus の診断であった（図2）．

メラノーマを疑う特定の症状が見られる場合には，積極的な診断アプローチ（生検や切除）が必要であるが，爪のメラノーマの早期病変は臨床診断だけではなく病理診断も困難である場合がある．

正確な（切除）生検手法として重要なことは，爪母を含め，爪甲色素線条の切除を行うことである．これには以下の理由がある：① 確定診断には病変の初発部位である爪母の組織を含む必要がある．② メラノーマの治療方針決定において腫瘍厚が必要である．③ 爪床に見られる色素沈着が，実際には爪母部メラノーマからのメラニンであり，腫瘍細胞を含まない場合があるためである（図1）．

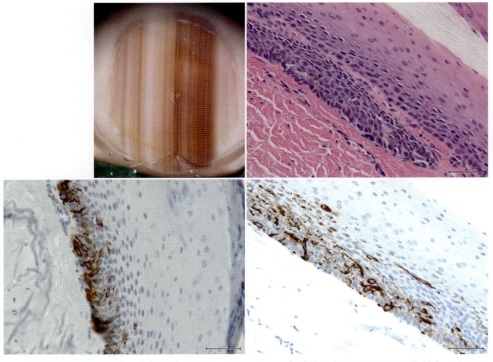

図 3. 症例 2：48 歳，女性．左環指爪メラノーマ．自覚後 3 年の経過で黒褐色線条が出現，拡大している．
a：ダーモスコピー像，不規則な爪甲色素線条
b：HE 染色．メラノサイトの増殖は目立たない．
c，d：c：Melan-A 染色，d：HMB45 染色．メラノサイトの異常増殖が確認される．
（日本医科大学武蔵小杉病院皮膚科　伊東慶悟先生より提供）

＜免疫染色の役割＞

臨床像やダーモスコピー像でメラノーマと診断されても，病理組織像（HE 染色のみ）では一見メラノーマと判断しづらい場合もある．このようなケースでは，免疫染色を用いてメラノサイトの不規則な増殖を確認することが重要である（図 3：症例 2）．したがって，病理学的所見と臨床判断の両方が不可欠であり，皮膚病理医との密接な連携と詳細な病理依頼書の作成が必要である

＜結　論＞

未成年の爪メラノーマの発生は非常に稀であり，特に 10 歳以下の報告はほとんど皆無である．このため，過剰な侵襲を避けるためにも，小児の爪甲色素線条は原則として慎重な経過観察を推奨する．

ケラトアカントーマ：悪性疾患としてのポテンシャル，その理解と対策

結論　ケラトアカントーマ（KA）に対して，基本的に切除を推奨する．特に高齢者や顔面部におけるケラトアカントーマ様有棘細胞癌の発生頻度は高い．

ケラトアカントーマは外向性増殖を示し，腫瘍中央部にクレータ様の外観を呈する．急速に成長することが特徴で，病理学的には核異形成が乏しい好酸性細胞質の腫瘍細胞増殖が見られる．多くの場合，増殖期（proliferation phase），成熟期（stabilization phase），退行期（regression phase）を経て自然退縮する．このため以前は，KA は完全な良性疾患として捉えられ wait and see の選択をされることも多かった．しかし，特に顔面や高

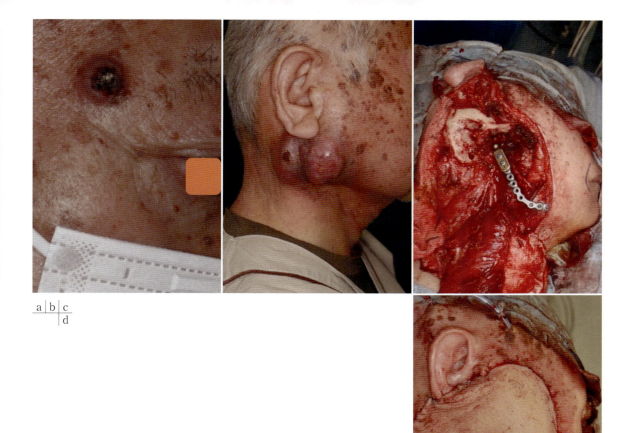

図 4.
症例 3：右側頭部のケラトアカントーマ型有棘細胞癌
　a：初診時．典型的なケラトアカントーマ像
　b：耳下腺リンパ節への転移
　c：側頭骨と下顎骨を含み腫瘍は拡大切除した．下顎骨は
　　　チタン製の人工骨頭とリコンプレートで再建
　d：前外側大腿皮弁による再建

齢者においては悪性腫瘍（有棘細胞癌）との鑑別が必要であり，1997 年に David Weedon は「Weedon's Skin Pathology」[2]で KA 内に有棘細胞癌が含まれている可能性を指摘して以降，その概念が拡がった．2018 年の WHO 分類では KA は有棘細胞癌の亜型または一形態として分類されている[3]．

＜臨床的取り扱い＞

筆者は，臨床上 KA と診断できる腫瘍はすべて全切除している．KA はその不確実な振る舞いから積極的な介入が求められるケースと，経過観察が適当なケースを明確にすることは困難だからである．高齢者や紫外線曝露の特に多い顔面部の KA は，ケラトアカントーマ型有棘細胞癌への進行リスクあるいはすでに悪性である可能性が高く[4]，切除を強く推奨する．

症例 3：74 歳，男性．典型的な KA 像を呈した右側頭部のケラトアカントーマ型有棘細胞癌患者．耳下腺リンパ節への転移から急速に腫瘍が増大した．側頭骨と下顎骨を含む拡大切除および頸部郭清を施行し，下顎骨再建にはチタン製の骨頭とリコンプレートを使用し，皮膚・軟部組織欠損部に対しては前外側大腿皮弁による再建を行った（図 4）．

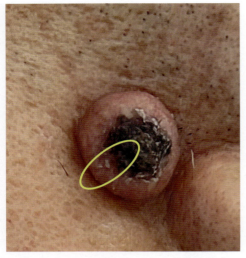

図 5. ケラトアカントーマを部分生検する場合のシェーマ

　KA に関しては，有棘細胞癌との間に病理組織学的，発生学的および遺伝子学的類似性が見られることから，これらが連続的なスペクトラムに存在している可能性がある．KA に有棘細胞癌が含まれる割合はおおよそ 10〜20% とされているが，特にサンプル量や品質に依存するスライド切片では，正確な診断が困難な場合がある．また有棘細胞癌を含んでいる KA であっても，約 30% は自然消退すると報告されている[5]ため，正確な把握は困難である．これらは病理医間の意見の相違が生じるリスクにもつながるため，確定診断のための切除あるいは生検に注意が必要である．

＜生検の考慮＞

　全摘生検が望ましい．その際，正常皮膚を含めるように行うが，まずは腫瘍縁はマージナル，下床は浅筋膜程度の脂肪織を含む程度でよい．本読者は形成外科医が多いため，全摘生検を躊躇することはほとんどないと考えられるが，仮に部分生検を行う場合は KA の特異的形状（腫瘍縁の急峻な立ち上がりと，中心部のクレータ部）を検体に含めるよう留意されたい（図 5）．

　世界的に KA の悪性としての性質と分類の認識が拡がっている中，特に高齢者や紫外線に晒されることの多い顔面部では，有棘細胞癌への進行リスクやすでに悪性化している可能性を考慮し，積極的な切除が強く推奨される．我が国では有棘細胞癌と診断されない KA は良性腫瘍として扱われるため，保険診療の枠組みでの取り扱いに留意が必要であり，結果として，KA の管理には個別の臨床的判断が求められる．病変の性質を正確に評価するためには早期の切除と病理学的診断アプローチが不可欠である．

日光角化症の進展
：紫外線ダメージと皮膚がんへの道

　結論　強い発赤を示すタイプや肥厚・疣状を呈する日光角化症（AK）は，有棘細胞癌への進展リスクが高いため積極的な治療を検討する．

　日光角化症（AK）は紫外線への長期間曝露の結果として生じる表皮内新生物であり，世界的に増加傾向にある．日本でも 10 万人あたりの罹患率は 100〜120 人/年と推定され，毎年 10 万人以上に AK が発生し，その一部は SCC に進展することから前癌病変としての重要性が知られている．しかし，すべての AK が SCC に進展するわけではなく，多発，癒合拡大するため，すべての AK を切除することは現実的ではない．従来，AK から SCC への進展は，表皮の異型細胞が表皮全層を占めて押し出されるように真皮に進展する classic pathway が主流とされてきたが，近年，異型細胞が直接真皮に浸潤する differentiated pathway も存在することが明らかになったことで，どのタイミングで SCC に進展するかを予測することは困難になった（図 6）．筆者は経過観察を推奨する AK と，イミキモドクリーム外用や冷凍凝固法などの低侵襲性治療を行う AK，積極的に全切除を検討する AK を分類して診療を行っている．

＜臨床的取り扱いとリスク評価＞

　AK の中でも，特に肥厚型や紅斑が強いもの，広範囲に癒合したタイプでは有棘細胞癌に進展するリスクは高いと考えられ，積極的な治療介入が必要と考えられる．AKASI 分類（Actinin Keratosis Area and Severity Index）による評価は AK の重症度を定量的に評価するために有用なツール

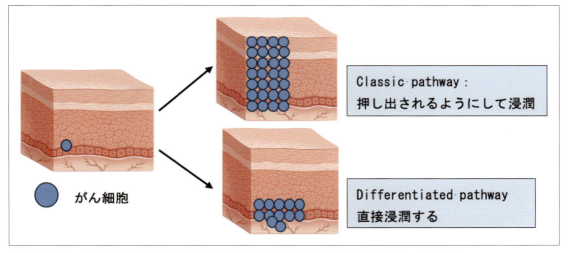

図 6.

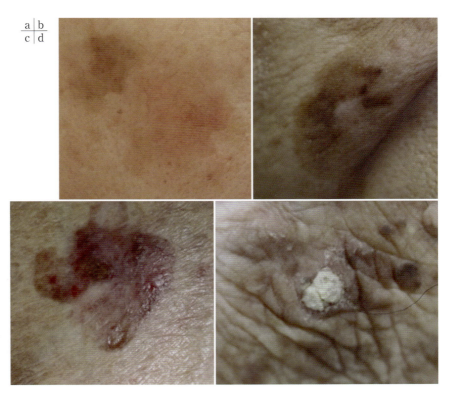

図 7.
 a：紅斑型
 b：色素沈着型
 c：肥厚型
 d：疣状型

であり治療効果のモニタリングにも役に立つ[6]．しかし，項目や分類事項が多く煩雑であり，評価者による点数のバラつきを生じやすく，外来業務内に頻用することは現実的に難しい．さらに本システムは白人種を母集団にした評価方法で，黄色人種や黒人種には適用が正しいかは未知である．そこで筆者が AK を 3 分類（紅斑型，色素沈着型，肥厚・疣状型）（図 7）したところ，自験例では特にSCC の発症が多かった．紅斑の強い症例や肥厚・疣状型ではまずは積極的に切除を考慮する．また広範囲癒合病変や判断に迷う症例では部位ごとに生検を行っている．生検結果で腫瘍細胞の真皮網状層への進展が認められなくとも，日光性弾力線維症（solar elastosis）の真皮内に占める面積比が

表 1. AK から SCC に進展した場合の相関性（自験例）
日光角化症から有棘細胞癌に進展した 89 例を検討し日光性弾力線維症（solar elastosis）の真皮内に占める面積比が高いものは SCC に進展するリスクを有している可能性が示唆された．
［OR：3.333，95％ confidence interval（CI）：1.486〜7.477，p＝0.003］

	n	単変量 OR	95％CI	P-value	多変量 OR	95％CI	P-value
面積比	79	2.589	1.519, 4.414	<0.001	3.333	1.486, 7.477	0.003
日光性弾力線維症_厚さ	83	0.942	0.798, 1.112	0.481	—		
表皮までの距離	64	1.033	1.014, 1.054	<0.001	1.039	1.015, 1.064	0.001
年齢	89	1.045	0.993, 1.099	0.092	—		
性別_M（vs. F）	89	1.689	0.629, 4.536	0.298	—		

OR：オッズ比，95％CI：95％信頼区間．

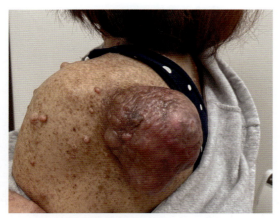

図 8. NF1 患者の左肩に発生した MPNST，急速に増大した有痛性の腫瘤

高い症例に関しては SCC との相関が高いため全切除を検討する（表 1）．

＜solar elastosis との関連＞

Solar elastosis は紫外線による長期的なダメージが蓄積した結果，真皮弾性線維がプロテアーゼにより分解され生じる，AK と SCC に共通する構造体である．Solar elastosis は抗酸化物質のレベルを上昇させることでサイトカイン産生を刺激し免疫応答を強化すると考えられており[7]，実際に特定のがん種に限って言えば（基底細胞癌），solar elastosis の存在は腫瘍の発現を低下させることが報告されている[8]．一方で長期的な紫外線の過剰曝露はこれら防御機能を圧倒し，最終的には多くの皮膚がんの発症につながる可能性がある．

AK が SCC へと進展する症例は決して多くない．臨床分類や生検結果から経過観察でよい AK と積極的に切除を考慮する AK を分類することで患者利益を最大化し，最適な治療を提供することができると考えている．紫外線予防と併せて日常診療への適用が期待される．

神経線維腫症 1 型の管理と悪性化リスクへの対応

結論 神経線維腫症 1 型（NF1）は皮膚，神経系，眼，骨など多岐にわたる影響を及ぼす．特に50 歳未満の患者では悪性腫瘍化のリスクが高く，早期診断と綿密なフォローが重要．

神経線維腫症 1 型（Neurofibromatosis type 1；NF1），別名レックリングハウゼン病は，常染色体顕性遺伝性疾患であり，神経線維腫を含む多様な病変が特徴で，皮膚，神経系，眼，骨など多岐にわたる影響を与える．特に 50 歳未満の患者では，一般人口に比べて悪性腫瘍のリスクが 2.7 倍高いことが知られている[9]．脳腫瘍や肉腫，乳がんなどの発症可能性があり，特に悪性末梢神経鞘腫瘍（Malignant Peripheral Nerve Sheath Tumors；MPNST）のリスクが顕著である．MPNST に対する補助療法の限界や生存率の低さなどを考慮し，早期診断と綿密なフォローアップが最重要課題である（図 8）．

＜リスク管理＞

遺伝的評価と定期的な臨床評価が不可欠である．MPNST に関しては特に 5 cm を超える腫瘍サイズ，急速な成長および有痛性などの神経症状は悪性化の可能性を示唆する重要な指標となる．必

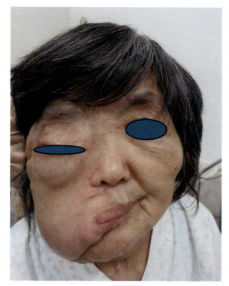

図 9. 顔面部の叢状神経線維腫

要に応じて画像検査や組織学的検査を行い，良性か悪性の鑑別を行う．また，その他の器官の多彩な症状に応じて MRI，CT，X 線あるいは PET-CT などの画像検査を適宜施行し，当該診療科と連携することで，患者の状態に応じた適切な治療計画を立てることが可能になる．

＜セルメチニブ硫酸塩の治療適応＞

NF1 における新たな治療オプションとして注目されている MEK 阻害剤セルメチニブ硫酸塩は，RAS/MAPK 経路の異常活性化を阻害し，神経線維腫の成長を抑制する．この治療は神経線維腫症 1 型における叢状神経線維腫（plexiform neurofibromas；PN）に適応を持つが，現状では疼痛や変形などの臨床症状を有する，主に小児への投与に限られる．PN の治療の第 1 選択は外科切除であるが，PN はしばしば広範囲にわたり発生し，重要な器官や組織を巻き込むことがある（図 9）．そのため外科的治療のリスクが高いまたは手術困難な場合において薬剤治療は重要な選択肢となる．

脂腺母斑の適切な管理と切除タイミング

結論　整容改善の希望がない場合，基本的には積極的治療は不要

脂腺母斑は経時的にその性質が変化し，特に成人期においては約 10％の患者で二次性腫瘍が発生するリスクを有する．このリスクは遺伝子変異に起因しており，特に HRAS などのオンコジーンの活性化異常が腫瘍形成に寄与している[10]．発生し得る悪性腫瘍には脂腺癌，基底細胞癌，有棘細胞癌などが含まれることがあるが，多くは基底細胞癌であり，転移能を有するがん種の出現リスクは低い．したがって，二次性がんの可能性を理由に基本切除を勧めることは憂慮すべきであり，切除のタイミングは患者や家族との綿密な相談によって決定すべきである．腫瘍のサイズや色調の変化，出血や疼痛などの症状が現れた場合には悪性化を疑い，生検や手術を検討する．筆者は未成年時での切除の必要性は高くないと考えるが，しばしば患者や家族は整容的または心理的な理由から切除を希望されることが多いため，これを考慮する必要がある．定期的なスクリーニングによる二次性腫瘍の早期発見は，腫瘍の進行や致死的結果を防ぎ，良好な治療成績を実現する．腫瘍のサイズ，色，形状や境界の変化を評価することが重要で，ダーモスコピーによる異常パターンの観察や監視目的で定期的な写真記録も有効である．

Poroma の適切な管理と切除するタイミング

結論　原則切除を推奨

汗孔腫（Poroma）は汗腺由来の良性腫瘍である．これらは通常，赤みを帯びた特徴的な外観で現れ，腫瘍内の血管拡張を表している．ほとんどの Poroma は良性であり続けるが，稀に悪性化することが知られている．特に増大傾向を認める場合や複数箇所にわたって発生する Poromatosis の症例では，悪性化のリスクが高まるが，Poroma に対する管理方法につき述べられることは少ない．

近年の研究で，YAP1-NUTM1 融合遺伝子の検出が porocarcinoma と有棘細胞癌の鑑別を助けるバイオマーカーとして注目されている．従来 2 疾患の鑑別は病理施設によっては診断に差がある場合も散見され，本検査による診断の貢献が期待される．ただし検査の感度は 60％未満と高くないこ

とも指摘されている.

　ダーモスコピーで，特定の血管パターンを示すことで診断の根拠とする場合があるが，血管拡張性肉芽腫や血管腫との鑑別はしばしば困難な場合がある．さらに病理診断でも有棘細胞癌との明確な区別が困難な場合もある．このような不確実性を鑑み，悪性化の可能性を考慮に入れると，Poroma あるいは疑わしい疾患は積極的に切除することを推奨する．特に急速なサイズの増加や複数の病変が見られる場合は，早期の介入により潜在的なリスクを管理することが望ましい.

謝　辞

　本稿で使用した爪甲色素線条の症例写真の提供および病理診断や診断解釈の指導につきまして，日本医科大学武蔵小杉病院皮膚科の伊東慶悟先生に深く感謝申し上げます.

参考文献

1) Ohn, J., et al. : Dermoscopic features of nail matrix nevus(NMN)in adults and children : A comparative analysis. J Am Acad Dermatol. **75**(3) : 535-540, 2016.
2) Weedon, D. : Weedon's Skin Pathology. Churchill Livingstone, 1997.
3) WHO Classification of Tumours Editorial Board : WHO Classification of Skin Tumours 4th ed. International Agency for Research on Cancer. Lyon, 2018.
4) Ogita, A., et al. : Histopathological diagnosis of epithelial crateriform tumors : Keratoacanthoma and other epithelial crateriform tumors. J Dermatol. **43**(11) : 1321-1331, 2016.
5) Takai, T., et al. : Natural course of keratoacanthoma and related lesions after partial biopsy : clinical analysis of 66 lesions. J Dermatol. **42**(4) : 353-362, 2015.
6) Dirschka, T., et al. ; Athens AK Study Group. : A proposed scoring system for assessing the severity of actinic keratosis on the head : actinic keratosis area and severity index. J Eur Acad Dermatol Venereol. **31**(8) : 1295-1302, 2017.
7) Yeh, C., Schwartz, R. A. : Favre-Racouchot disease : protective effect of solar elastosis. Arch Dermatol Res. **314**(3) : 217-222, 2022.
8) Walther, U., et al. : Risk and protective factors for sporadic basal cell carcinoma : results of a two-centre case-control study in southern Germany. Clinical actinic elastosis may be a protective factor. Br J Dermatol. **151**(1) : 170-178, 2004.
9) Walker, L., et al. : A prospective study of neurofibromatosis type 1 cancer incidence in the UK. Br J Cancer. **95**(2) : 233-238, 2006.
10) Patel, P., et al. : Sebaceus and Becker's Nevus : Overview of Their Presentation, Pathogenesis, Associations, and Treatment. Am J Clin Dermatol. **16**(3) : 197-204, 2015.

PEPARS バックナンバー一覧

2020 年
- No. 159　外科系医師必読！形成外科基本手技 30　【増大号】
  —外科系医師と専門医を目指す形成外科医師のために—
  編集／上田晃一

2021 年
- No. 171　眼瞼の手術アトラス―手術の流れが見える―　【増大号】
  編集／小室裕造

2022 年
- No. 181　まずはここから！四肢のしこり診療ガイド
  編集／土肥輝之
- No. 182　遊離皮弁をきれいに仕上げる―私の工夫―
  編集／櫻庭　実
- No. 183　乳房再建マニュアル　【増大号】
  —根治性，整容性，安全性に必要な治療戦略—
  編集／佐武利彦
- No. 184　局所皮弁デザイン―達人の思慮の技―
  編集／楠本健司
- No. 185　＜美容外科道場シリーズ＞
  要望別にみる鼻の美容外科の手術戦略
  編集／中北信昭
- No. 186　口唇口蓋裂治療
  —長期的経過を見据えた初回手術とプランニング—
  編集／彦坂　信
- No. 187　皮膚科ラーニング！STEP UP 形成外科診療
  編集／土佐眞美子・安齋眞一
- No. 188　患者に寄り添うリンパ浮腫診療―診断と治療―
  編集／前川二郎
- No. 189　＜美容外科道場シリーズ＞埋没式重瞼術
  編集／百澤　明
- No. 190　こんなマニュアルが欲しかった！
  形成外科基本マニュアル［1］
  編集／上田晃一
- No. 191　こんなマニュアルが欲しかった！
  形成外科基本マニュアル［2］
  編集／上田晃一
- No. 192　＜1 人医長マニュアルシリーズ＞
  手外傷への対応
  編集／石河利広

2023 年
- No. 193　形成外科手術　麻酔マニュアル
  編集／西本　聡
- No. 194　あざの診断と長期的治療戦略
  編集／河野太郎
- No. 195　顔面の美容外科 Basic & Advance　【増大号】
  編集／朝日林太郎
- No. 196　顔の外傷　治療マニュアル
  編集／諸富公昭
- No. 197　NPWT（陰圧閉鎖療法）の疾患別治療戦略
  編集／田中里佳
- No. 198　実践　脂肪注入術―疾患治療から美容まで―
  編集／水野博司
- No. 199　HIFU と超音波治療マニュアル
  編集／石川浩一
- No. 200　足を診る　【臨時増大号】
  —糖尿病足病変，重症下肢虚血からフットケアまで—
  編集／古川雅英
- No. 201　皮弁・筋皮弁による乳房再建：適応と手術のコツ
  編集／武石明精
- No. 202　切断指　ZONE 別対応マニュアル！
  編集／荒田　順
- No. 203　知っておくべき穿通枝皮弁 10
  編集／中川雅裕
- No. 204　多血小板血漿（PRP）の上手な使い方
  編集／覚道奈津子

2024 年
- No. 205　植皮のすべて，教えます
  編集／櫻井裕之
- No. 206　形成外科的くすりの上手な使い方
  編集／秋山　豪
- No. 207　皮弁挙上に役立つ解剖　【増大号】
  編集／梅澤裕己
- No. 208　得意を伸ばす手外科
  編集／鳥谷部荘八
- No. 209　スレッドリフトを極める　【特大号】
  編集／鈴木芳郎
- No. 210　今すぐ始めるリンパ浮腫
  編集／塗　隆志
- No. 211　まずこの 1 冊！新しい創傷治療材療を使いこなす
  編集／小川　令
- No. 212　乳房の美容手術　私の治療戦略
  編集／淺野裕子
- No. 213　下眼瞼の美容外科
  編集／野本俊一
- No. 214　顔面神経麻痺　診断と治療
  —初期対応から後遺症治療まで—
  編集／林　礼人
- No. 215　みんなに役立つ
  形成外科手術シミュレーション！
  編集／三川信之
- No. 216　にきび　知る・診る・治す
  編集／山脇聖子

各号定価：3,300 円（本体 3,000 円＋税）．
増大号の価格は以下の通りです．
No. 159, 171, 183, 207：定価 5,720 円（本体 5,200 円＋税）
No. 195：定価 6,600 円（本体 6,000 円＋税）
No. 200：定価 5,500 円（本体 5,000 円＋税）
No. 209：定価 4,400 円（本体 4,000 円＋税）
在庫僅少品もございます．品切の場合はご容赦ください．
　　　　　　　　　　　　　　　（2024 年 12 月現在）

掲載されていないバックナンバーにつきましては，弊社ホームページ（www.zenniti.com）をご覧下さい．

2025 年　年間購読　受付中！
年間購読料　42,020 円(消費税込)(送料弊社負担)
（通常号 11 冊＋増大号 1 冊：合計 12 冊）

全日本病院出版会　　　　検索　click

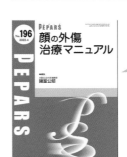

表紙を
リニューアルしました！

次号予告

下肢切断を知る

No. 218（2025 年 2 月号）

編集／熊本赤十字病院 部長　　　　　黒川　正人

Ⅰ．はじめに
四肢切断前に行う各種評価方法と切断部位
…………………………………辻　　依子ほか
緩和医療と下肢を温存するための代替療法
…………………………………大浦　紀彦ほか

Ⅱ．切断術の実際
足趾・中足骨部切断の方法………黒川　正人
足趾・中足骨部切断のその後……藤井　美樹
リスフラン関節離断・ショパール関節離断
…………………………………田沼　貴大ほか
踵部での切断—Pirogoff 切断変法（Langeveld 法）
　　および Syme 切断—………大野　義幸ほか
下腿・大腿切断…………………松本　健吾

Ⅲ．切断後の治療
切断端の再建……………………綾部　　忍ほか
切断後のリハビリテーション……植村弥希子ほか
切断後の装具治療………………大谷　啓太ほか

掲載広告一覧

ケイセイ	表4
カシオ計算機	21

編集顧問：	栗原邦弘　百束比古　光嶋　勲
編集主幹：	上田晃一　大阪医科薬科大学教授
	大慈弥裕之　福岡大学名誉教授
	NPO 法人自由が丘アカデミー代表理事
	小川　令　日本医科大学教授

No. 217　編集企画：
　　桑原大彰　日本医科大学 特任准教授

PEPARS No. 217

　2025 年 1 月 15 日発行（毎月 1 回 15 日発行）
　　　定価は表紙に表示してあります.
　　　　　Printed in Japan

© ZEN・NIHONBYOIN・SHUPPANKAI, 2025

発行者　　末　定　広　光
発行所　　株式会社　**全日本病院出版会**
〒 113-0033 東京都文京区本郷 3 丁目 16 番 4 号
　　　電話（03）5689-5989　Fax（03）5689-8030
　　　郵便振替口座 00160-9-58753

印刷・製本　三報社印刷株式会社　　　電話（03）3637-0005
広告取扱店　**株式会社文京メディカル**　電話（03）3817-8036

・本誌に掲載する著作物の複製権・翻訳権・上映権・譲渡権・公衆送信権（送信可能化権を含む）は株式会社
　全日本病院出版会が保有します.
・**JCOPY**＜（社）出版者著作権管理機構　委託出版物＞
　本誌の無断複写は著作権法上での例外を除き禁じられています. 複写される場合は，そのつど事前に，（社）出
　版者著作権管理機構（電話 03-5244-5088，FAX 03-5244-5089，e-mail: info@jcopy.or.jp）の許諾を得てくだ
　さい.
・本誌をスキャン，デジタルデータ化することは複製に当たり，著作権法上の例外を除き違法です. 代行業者等
　の第三者に依頼して同行為をすることも認められておりません.